国家出版基金项目
NATIONAL PUBLICATION FOUNDATION

中国中药资源大典
——中药材系列
中药材生产加工适宜技术丛
中药材产业扶贫计划

U0786339

桔梗生产加工适宜技术

总主编 黄璐琦
主　编 王晓琴　李旻辉
副主编 岳　鑫

中国医药科技出版社

内容提要

《中药材生产加工适宜技术丛书》以全国第四次中药资源普查工作为抓手，系统整理我国中药材栽培加工的传统及特色技术，旨在科学指导、普及中药材种植及产地加工，规范中药材种植产业。本书为桔梗生产加工适宜技术，包括：概述、桔梗药用资源、桔梗栽培技术、桔梗特色适宜技术、桔梗药材质量评价、桔梗现代研究与应用等内容。本书适合中药种植户及中药材生产加工企业参考使用。

图书在版编目（CIP）数据

桔梗生产加工适宜技术 / 王晓琴，李旻辉主编 . — 北京：中国医药科技出版社，2018.3

（中国中药资源大典 . 中药材系列 . 中药材生产加工适宜技术丛书）

ISBN 978-7-5067-4896-4

Ⅰ . ①桔…　Ⅱ . ①王… ②李…　Ⅲ . ①桔梗—中药加工　Ⅳ . ① R282.71

中国版本图书馆 CIP 数据核字（2018）第 042103 号

美术编辑　陈君杞
版式设计　锋尚设计

出版　中国医药科技出版社
地址　北京市海淀区文慧园北路甲 22 号
邮编　100082
电话　发行：010-62227427　邮购：010-62236938
网址　www.cmstp.com
规格　710×1000mm　1/16
印张　9
字数　78 千字
版次　2018 年 3 月第 1 版
印次　2018 年 3 月第 1 次印刷
印刷　北京盛通印刷股份有限公司
经销　全国各地新华书店
书号　ISBN 978-7-5067-4896-4
定价　25.00 元

版权所有　盗版必究

举报电话：010-62228771

本社图书如存在印装质量问题请与本社联系调换

中药材生产加工适宜技术丛书

—— 编委会 ——

总 主 编 黄璐琦

副 主 编 （按姓氏笔画排序）

王晓琴 王惠珍 韦荣昌 韦树根 左应梅 叩根来
白吉庆 吕惠珍 朱田田 乔永刚 刘根喜 闫敬来
江维克 李石清 李青苗 李旻辉 李晓琳 杨 野
杨天梅 杨太新 杨绍兵 杨美权 杨维泽 肖承鸿
吴 萍 张 美 张 强 张水寒 张亚玉 张金渝
张春红 张春椿 陈乃富 陈铁柱 陈清平 陈随清
范世明 范慧艳 周 涛 郑玉光 赵云生 赵军宁
胡 平 胡本详 俞 冰 袁 强 晋 玲 贾守宁
夏燕莉 郭兰萍 郭俊霞 葛淑俊 温春秀 谢晓亮
蔡子平 滕训辉 瞿显友

编 委 （按姓氏笔画排序）

王利丽 付金娥 刘大会 刘灵娣 刘峰华 刘爱朋
许 亮 严 辉 苏秀红 杜 弢 李 锋 李万明
李军茹 李效贤 李隆云 杨 光 杨晶凡 汪 娟
张 娜 张 婷 张小波 张水利 张顺捷 林树坤
周先建 赵 峰 胡忠庆 钟 灿 黄雪彦 彭 励
韩邦兴 程 蒙 谢 景 谢小龙 雷振宏

学术秘书 程 蒙

—— 本书编委会 ——

主　　编　王晓琴　李旻辉

副 主 编　岳　鑫

编写人员　（按姓氏笔画排序）

王素巍（内蒙古医科大学）

王晓琴（内蒙古医科大学）

毕雅琼（内蒙古中医药研究所）

李旻辉（内蒙古中医药研究所）

岳　鑫（内蒙古医科大学）

序

我国是最早开始药用植物人工栽培的国家，中药材使用栽培历史悠久。目前，中药材生产技术较为成熟的品种有200余种。我国劳动人民在长期实践中积累了丰富的中药种植管理经验，形成了一系列实用、有特色的栽培加工方法。这些源于民间、简单实用的中药材生产加工适宜技术，被药农广泛接受。这些技术多为实践中的有效经验，经过长期实践，兼具经济性和可操作性，也带有鲜明的地方特色，是中药资源发展的宝贵财富和有力支撑。

基层中药材生产加工适宜技术也存在技术水平、操作规范、生产效果参差不齐问题，研究基础也较薄弱；受限于信息渠道相对闭塞，技术交流和推广不广泛，效率和效益也不很高。这些问题导致许多中药材生产加工技术只在较小范围内使用，不利于价值发挥，也不利于技术提升。因此，中药材生产加工适宜技术的收集、汇总工作显得更加重要，并且需要搭建沟通、传播平台，引入科研力量，结合现代科学技术手段，开展适宜技术研究论证与开发升级，在此基础上进行推广，使其优势技术得到充分的发挥与应用。

《中药材生产加工适宜技术》系列丛书正是在这样的背景下组织编撰的。该书以我院中药资源中心专家为主体，他们以中药资源动态监测信息和技术服务体系的工作为基础，编写整理了百余种常用大宗中药材的生产加工适宜技术。全书从中药材的种植、采收、加工等方面进行介绍，指导中药材生产，旨在促进中药资源的可持续发展，提高中药资源利用效率，保护生物多样性和生态环境，推进生态文明建设。

丛书的出版有利于促进中药种植技术的提升，对改善中药材的生产方式，促进中药资源产业发展，促进中药材规范化种植，提升中药材质量具有指导意义。本书适合中药栽培专业学生及基层药农阅读，也希望编写组广泛听取吸纳药农宝贵经验，不断丰富技术内容。

书将付梓，先睹为悦，谨以上言，以斯充序。

中国中医科学院 院长

中 国 工 程 院 院士 张伯礼

丁酉秋于东直门

总前言

中药材是中医药事业传承和发展的物质基础，是关系国计民生的战略性资源。中药材保护和发展得到了党中央、国务院的高度重视，一系列促进中药材发展的法律规划的颁布，如《中华人民共和国中医药法》的颁布，为野生资源保护和中药材规范化种植养殖提供了法律依据；《中医药发展战略规划纲要（2016—2030年）》提出推进“中药材规范化种植养殖”战略布局；《中药材保护和发展规划（2015—2020年）》对我国中药材资源保护和中药材产业发展进行了全面部署。

中药材生产和加工是中药产业发展的“第一关”，对保证中药供给和质量安全起着最为关键的作用。影响中药材质量的问题也最为复杂，存在种源、环境因子、种植技术、加工工艺等多个环节影响，是我国中医药管理的重点和难点。多数中药材规模化种植历史不超过30年，所积累的生产经验和研究资料严重不足。中药材科学种植还需要大量的研究和长期的实践。

中药材质量上存在特殊性，不能单纯考虑产量问题，不能简单复制农业经验。中药材生产必须强调道地药材，需要优良的品种遗传，特定的生态环境条件和适宜的栽培加工技术。为了推动中药材生产现代化，我与我的团队承担了农业部现代农业产业技术体系“中药材产业技术体系”建设任务。结合国家中医药管理局建立的全国中药资源动态监测体系，致力于收集、整理中药材生产加工适宜技术。这些适宜技术限于信息沟通渠道闭塞，并未能得到很好的推广和应用。

本丛书在第四次全国中药资源普查试点工作的基础下，历时三年，从药用资源分布、栽培技术、特色适宜技术、药材质量、现代应用与研究五个方面系统收集、整理了近百个品种全国范围内二十年来的生产加工适宜技术。这些适宜技术多源于基层，简单实用、被老百姓广泛接受，且经过长期实践、能够充分利用土地或其他资源。一些适宜技术尤其适用于经济欠发达的偏远地区和生态脆弱区的中药材栽培，这些地方农民收入来源较少，适宜技术推广有助于该地区实现精准扶贫。一些适宜技术提供了中药材生产的机械化解决方案，或者解决珍稀濒危资源繁育问题，为中药资源绿色可持续发展提供技术支持。

本套丛书以品种分册，参与编写的作者均为第四次全国中药资源普查中各省中药原料质量监测和技术服务中心的主任或一线专家、具有丰富种植经验的中药农业专家。在编写过程中，专家们查阅大量文献资料结合普查及自身经验，几经会议讨论，数易其稿。书稿完成后，我们又组织药用植物专家、农学家对书中所涉及植物分类检索表、农业病虫害及用药等内容进行审核确定，最终形成《中药材生产加工适宜技术》系列丛书。

在此，感谢各承担单位和审稿专家严谨、认真的工作，使得本套丛书最终付梓。希望本套丛书的出版，能对正在进行中药农业生产的地区及从业人员，有一些切实的参考价值；对规范和建立统一的中药材种植、采收、加工及检验的质量标准有一点实际的推动。

2017年11月24日

前言

我国拥有丰富的中药资源，据不完全统计，全国药材种植面积超过5000万亩，中药材生产基地600多个，常年栽培的药材200余种。这些丰富的中药资源为我国中药产业的规模化发展提供了基础的资源保障。2016年2月，国务院印发《中医药发展战略规划纲要（2016—2030年）》，明确提出要全面提升中药产业发展水平，加强中药资源保护利用，推进中药材规范化种植养殖。随着人们健康理念的提升，中医药会迎来一个加速发展期。从20世纪80年代开始，我国中药材种植开始向基地培育模式发展，得到了国家政策的大力支持，中药材规范化生产逐渐为社会各界所认同。中药材种植的规范化及基地建设，将进一步推动中药材品质和供应的稳定性，降低行业经营风险。

桔梗属临床常用中药，收载于2015年版《中华人民共和国药典》(一部)，为桔梗科植物桔梗*Platycodon grandiflorum*（Jacq.）A. DC.的干燥根，具有宣肺、利咽、祛痰、排脓的功效，用于咳嗽痰多、胸闷不畅、咽痛音哑、肺痈吐脓。桔梗商品过去主要来源于野生资源，野生桔梗主产于内蒙古、吉林、黑龙江、辽宁等地区。但由于用量不断增加导致资源不足，20世纪70年代后栽培品逐渐成为商品的主要来源之一。目前，市场上栽培桔梗逐渐增多，质量、产量显著提高，已形成规模化、产业化的生产格局。

全书共分6个章节，从生物学特性、植物学特点、种质资源、栽培技术、田间管理、病虫害防治、特色适宜栽培技术、采收加工、包装储运、质量评价、品种选育、生物技术研究、化学成分、药理作用、药用价值与经济价值等方面详尽地介绍了桔梗生产加工适宜技术。在编写本书过程中，借鉴和引用了国内外中药材规范化种植、桔梗相关研究等方面的文献，在此对原作者及出版单位表示最诚挚的谢意！

作为种植与加工的专业科学普及丛书，本书旨在通过对中药材（尤其是道地药材）种植规范、采收加工等技术的系统整理和总结，指导并推动中药材规范化种植，促进中药资源与精准扶贫融合，保护中药资源可持续发展。本书可供从事中药材生产经营、中药资源开发利用的专业技术人员及中药种植企业参考。由于编者水平有限，疏漏之处在所难免，希望广大读者提出宝贵意见，以便今后修订。

编者

2017年10月

目 录

第1章

概　述

桔梗为桔梗科植物桔梗*Platycodon grandiflorum*（Jacq.）A. DC. 的干燥根。春、秋二季采挖，洗净，除去须根，趁鲜剥去外皮或不去外皮，干燥。

桔梗，始载于《神农本草经》，列为下品，其性味苦、辛、平，归肺经，具有宣肺、利咽、祛痰、排脓的功效，用于咳嗽痰多、胸闷不畅、咽痛音哑、肺痈吐脓。李时珍解释其名称由来："此草之根结实而梗直，故名"。苏颂《图经本草》中载有其形态，"桔梗，生嵩高山谷及冤句（鲁西南中心城市菏泽最古老的地名之一），今在处有之。根如小指大，黄白色。春生苗，茎高尺余。叶似杏叶而长椭，四叶相对而生，嫩时亦可煮食。夏开花紫碧色，颇似牵牛花。秋后结子，八月采根，其根有心，无心者乃荠苨也"。

桔梗是药食两用植物，含有的化学成分主要有三萜皂苷、多糖、黄酮、聚炔、甾体、酚酸、脂肪酸等，其中三萜皂苷是主要的有效成分。药理和临床医学研究表明，桔梗具有祛痰、镇咳、抗炎、降血压、降血糖、减肥、抗肿瘤、提高人体免疫力等作用。桔梗的嫩苗、根均可作为蔬菜食用，也可以加工成罐头、果脯、什锦袋菜、保健饮料等食品。此外，桔梗还具有很高的观赏价值，适宜用作插花和布置花坛。桔梗用途广泛，市场需求量大。

野生桔梗分布于内蒙古、吉林、黑龙江、辽宁等地，桔梗商品过去主要来源于野生资源，以产于北方长白山区、半山区的野生桔梗为上品。但由于桔梗国内外市场的俏销，农民加速对野生资源的掠夺式采挖，再加上只采不育，使野生资源面临枯竭。目前，栽培品逐渐成为桔梗商品的主要来源。栽培桔梗主产于安徽、河南、四川、湖北、山东、辽宁、江苏、浙江、河北、吉林、内蒙古等地，商品药材以东北和华北产量大，以华东地区品质好。桔梗以种子繁殖或扦插繁殖，一般1～2年收获。由于栽培的环境不同，栽培桔梗与野生桔梗的性状差别较大。因此科学认识和有效控制栽培桔梗药材的产量和品质，开展桔梗规范种植及适宜技术研究具有十分重要的理论和实践意义。

第2章

桔梗药用资源

一、形态特质及分类检索

1. 形态特质

多年生草本，高40～50cm，全株带苍白色，有白色乳汁。根粗壮，长倒圆锥形，表皮黄褐色。茎直立，单一或分枝。叶3枚轮生，有时对生或互生，卵形或卵状披针形，长2.5～4cm，宽2～3cm，先端锐尖，基部宽楔形，边缘有尖锯齿，上面绿色，无毛，下面灰蓝绿色，沿脉被短糙毛，无柄或近无柄。花一至数朵生于茎及分枝顶端；花萼筒钟状，无毛，裂片5，三角形至狭三角形，长3～6mm；花冠蓝紫色，宽钟状，直径约3.5cm，长约3cm，无毛，5浅裂，裂片宽三角形，先端尖，开展；雄蕊5，与花冠裂片互生，长约1.5cm，花药条形，长8～10mm，黄色，花丝短，基部加宽，里面被短柔毛；花柱较雄蕊长，柱头5裂，裂片条形，反卷，被短毛。蒴果倒卵形，成熟时顶端5瓣裂；种子卵形，扁平，有三棱，长约2mm，宽约1mm，黑褐色，有光泽。花期7～9月，果期8～10月（图2–1）。

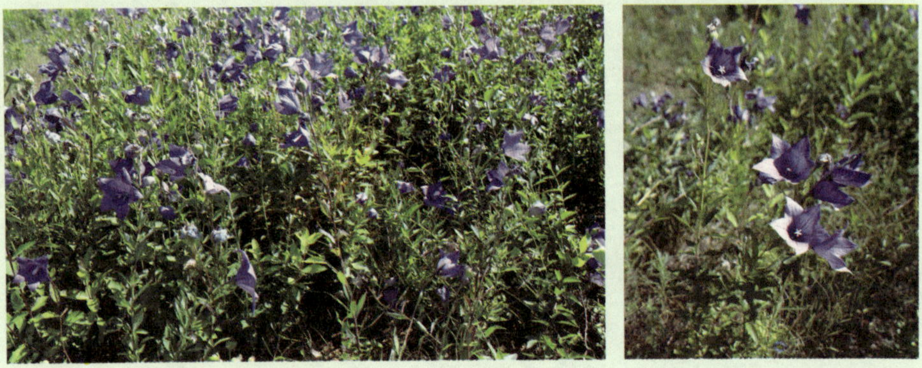

图2–1　桔梗*Platycodon grandiflorum*（Jacq.）A. DC.原植物

2. 分类检索表

本属只1种，属特征同种。

1 花冠辐射对称；雄蕊离生，仅极少情况下有合生倾向；子房下位或上位，3～5（6）室，少为2室（2）。

2 植物体不含乳汁；花柱无集合毛或刷状毛；花序为密穗状花序或蝎尾状聚伞花序；子房2室（3）。

3 蒴果盖裂；叶基部对称；密穗状花序；花冠裂片覆瓦状排列（Sphenocleoideae）……………………………… **尖瓣花属*Sphenoclea* Gaertn.**

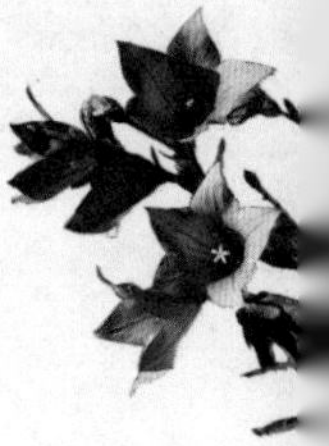

3 果为浆果；叶基部不对称；蝎尾状聚伞花序；花冠裂片镊合状排列（Pentaphragmatoideae）……………**五膜草属*Pentaphragma* Wall. ex G. Don**

2 植物体含乳汁；花柱绝大多数有集合毛或刷状毛；花单生或为聚伞花序，或由聚伞花序集合成圆锥花序、头状花序，少为假总状花序；子房（2）3～5（6）室（Campanuloideae）。

4 子房对花萼和花冠两者而言均为上位；花萼通常被褐色毛或黑色毛；花常单朵顶生（Cyanantheae）……… **蓝钟花属*Cyananthus* Wall. ex Benth.**

4 子房下位，或至少对花冠而言是下位、半下位；花萼无毛或被他种毛；花单生或集成花序。

5 果为在顶端（花冠着生处以上部分）瓣裂的蒴果，或为不裂的浆果；

子房下位，或仅对花冠而言是下位、半下位，对花萼而言则为上位、半上位；柱头裂片较短而不卷曲（Wahlenbergieae）。

6 果为蒴果；子房和果实（2）3（～5）室，顶端圆锥状渐尖。

7 无与雄蕊互生的腺体；植株直立或为缠绕草本。

8 柱头裂片宽，卵形或矩圆形；花萼裂片与花冠有时不着生在同一位置上，隔开一段距离；花多为单生；茎直立、蔓生或缠绕……………………………………………………………………… **党参属*Codonopais* Wall.**

8 柱头裂片窄，条形；花萼裂片与花冠着生在同一位置上；花通常集成聚伞花序或疏散的圆锥花序；茎直立或上升。

9 蒴果的裂瓣与宿存的花萼裂片对生；子房和蒴果5室；高大草本，叶轮生或对生，极少互生 ……………………………… **桔梗属*Platycodon* A. DC.**

9 蒴果裂瓣与花萼裂片互生；子房和蒴果2～5室（国产种2～3室）；小草本，叶互生。

10 花冠钟状，3～5浅裂，仅有时裂至近基部（国产种5裂略过半）；多年生或一年生草本（国产种多年生）……………………………………………………………… **蓝花参属*Wahlenbergia* Schrad. ex Roth**

10 花冠深裂达基部，几乎成为5枚花瓣状的裂片；一年生草本 …………………………………… **星花草属*Cephalostigma* A. DC.**

7 有5个与雄蕊互生的圆片状腺体；草质藤本 ………………………………………………………………**细钟花属*Leptocodon* Hook. f. et Thoms.**

6 果为浆果；子房和果实顶端近于平截形，或仅子房顶端有小而短的突尖，延成花柱 ……………………………………………… **金钱豹属*Campanumoea* Bl.**

5 果为在侧面（在宿存的花萼裂片着生处之下）的基部或上部孔裂的蒴果，或为在侧面不规则撕裂或不规则孔裂的干果；子房完全下位，柱头裂片狭长而反卷。

11 果为规则孔裂的蒴果，果皮薄壳质；种子多数，数十颗以上；绝大多数为多年生草本，根胡萝卜状，极少为一年生草本。

12 花冠浅裂，钟状（Campanuleae）。

13 无花盘；蒴果在基部、中部或顶端孔裂 ……………………………………………………………**风铃草属*Campanula* L.**

13 有一个环状或筒状花盘围绕花柱基部；蒴果在基部孔裂 ………………………………………………………**沙参属*Adenophora* Fisch.**

12 花冠深裂达基部，裂成5枚花瓣状的裂片，裂片条形至宽条形（Phyteumateae） ………………**牧根草属*Asyneuma* Griseb. et Schenk**

11 果为干果，果皮薄，膜质，不规则撕裂，或在基部不规则孔裂；种子数颗至数十颗；一年生或多年生草本，无胡萝卜状根（Peracarpea）。

14 花单朵生叶腋，具细长花梗；多年生草本，具根状茎，根状茎末端有块根；种子平滑 ································ 袋果草属*Peracarpa* Hook. f. et. Thoms.

14 花1～3朵生于极端缩短的侧生分枝上，无花梗；一年生匍匐草本；种子具细网纹 ··· 同钟花属*Homocodon* Hong

1 花冠两侧对称；雄蕊合生；子房完全下位，仅有2室（Lobelioideae）。

15 蒴果在顶端室背2瓣裂；子房和蒴果顶端圆锥状渐尖 ·························· ·· 半边莲属*Lobelia* L.

15 果为浆果，或不开裂的干果；子房和果实顶端近于平截形 ················ ·· 铜锤玉带属*Pratia* Gaudich.

二、生物学特性

1. 桔梗的生活史

桔梗为多年生草本植物，多以种子繁殖，分直播和育苗移栽两种方法。桔梗种子细小，千粒重0.93～1.40g。温度18～25℃，湿度适宜的情况下，播后10～15天出苗。春秋两季均可，秋播最好，春播3月下旬至5月上中旬，秋播在10月下旬至11月上旬为宜。桔梗是深根性植物，幼苗出土至抽茎6cm以前，茎的生长缓慢，茎高6cm至开花前（4～5月）生长加快，开花后减慢。至秋冬气温10℃以下时倒苗，根在地下越冬，一年生苗可在-17℃的低温下安全越冬。

根粗随年龄而增大，当年主根长可达15cm；第二年的7～9月为根的旺盛生长期，长达50cm。种子花期7～9月，果期8～10月，二年生桔梗每株开花5～15朵，结实率达70%。

2. 营养器官的生长规律

对一年生桔梗不同生长时期的株高、主茎叶数、茎粗、分枝数、茎叶鲜重等性状的调查研究表明：7月11日～8月10日是株高增长速度最快的时期，8月10日之后株高增长较慢；7月11日～7月31日是主茎叶数增加最快的时期，其后主茎叶数增长缓慢；7月11日～8月20日是分枝数快速增长期，其后分枝数呈缓慢下降趋势，10月11日后分枝数迅速减少；7月11日～31日是茎粗的快速增长期，其后增长较缓慢并趋于平稳状态，8月末后茎粗开始有所下降；7月11日～8月20日是茎叶鲜重快速增长期。对二年生桔梗不同时期的根长、根粗、侧根数、单根鲜重等根部性状的研究表明：桔梗根长在两年中虽然始终在增加，但伸长在第1年已基本完成，且7月11～7月31日是根长快速增长期；桔梗根粗在两年中始终处于稳定的增加状态，特别是在第一年和第二年的前期增加较快；桔梗侧根数、单根鲜重在两年中始终处于增长状态，但是侧根形成的高峰期在第一年的8月30日～9月18日；单根鲜重在第一年的8月30日后和第二年的6月28日～8月8日增加较快。

3. 生殖器官的发育

根据桔梗花芽分化进程及其分化形态，将其分化阶段划分为6个时期，即花序原基分化期、花芽原基分化期、萼片原基分化期、花瓣原基分化期、雄蕊原基分化期和心皮原基分化期。桔梗花药为四分孢子囊，花药壁共5层，其发育为双子叶型；异形腺质绒毡层，其细胞为双核；小孢子母细胞减数分裂中的胞质分裂属同时型；四分体排列为四面体型；成熟花粉粒为二细胞型孢子母细胞经减数分裂形成4个线形排列或T形排列的大孢子，合点端或珠孔端第3个大孢子具功能，雌配子体发育为蓼型；细胞型胚乳吸器为Codonopsis型。合子休眠期较长，在5～8天内进行分裂，胚为茄型。桔梗雄性不育花药的解剖学研究发现不育花药因绒毡层提前退化解体，从而导致小孢子发育异常。

4. 传粉生物学

桔梗花的柱头能接受自花及异花的花粉而正常结实，但是，桔梗在自然状态下自花授粉结实率低，造成自然状态下自花授粉结实率低的原因主要是同一朵花的雌、雄蕊发育时期不同，通过花粉离体人工保存、人工授粉的方法可以解决自然状态下自花授粉结实率低的问题。

另外，采用荧光显微镜技术，确定桔梗的自交亲和性及花粉粒在柱头上的萌发部位。通过观察自花授粉、自株花授粉、异花授粉下花粉粒的萌发生长，以及柱头内外授粉花粉粒的萌发情况，发现桔梗自花、自株花、异株花授粉花粉均能在柱头上大量萌发、花粉管顺利生长并在24小时内伸入子房；柱头外授粉花粉粒不萌发，但在开裂后的柱头内授粉能大量萌发。因此，桔梗自交高度亲和，花粉粒萌发部位为开裂后的柱头内。

5. 核型分析

染色体核型分析是种质资源鉴定的重要技术之一，许多学者对桔梗的染色体核型进行了研究，发现其染色体数目为2n=18，最长染色体与最短染色体比值、相对长度变化范围、核不对称系数研究结果均一致，但核型公式存在歧义。杨九艳等研究得出了桔梗染色体的核型公式，桔梗的核型为1B型，即较对称。而王立平等的研究结果得出了不同的桔梗染色体的核型公式，核型类型属于2A型，较不对称，为较原始类型。造成核型公式不同的原因可能是试验材料不同所致，但也不排除与试验分析方法有关，尚有待今后进一步深入探讨。

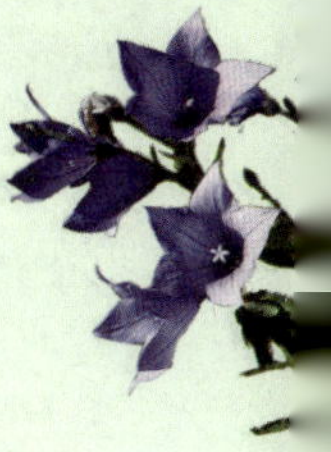

三、地理分布

1. 产区分布

桔梗在中国、苏联远东地区、朝鲜半岛、日本列岛均有分布，为广布种。在我国分布范围为北纬20°～55°、东经100°～145°。野生桔梗主要分布在黑龙江、吉林、辽宁、内蒙古、河南、河北、山东、山西、陕西、安徽、湖南、湖北、浙江、江苏等省区，四川、贵州、江西、福建、广东、广西等省区也有分布。

桔梗在我国栽培历史悠久，主产于安徽太和、滁县、六安、阜阳、安庆、巢湖；河南桐柏、鹿邑、南阳、信阳、新县、商城、灵宝；四川梓潼、巴中、中江、阆中；湖北蕲春、罗田、大悟、英山、孝感；山东泗水；辽宁辽阳、凤城、岫岩；江苏盱眙、连云港、宜兴；浙江磐安、嵊县、新昌、东阳；河北定兴、易县、安国；吉林东丰、辉南、通化、和龙、安图、汪清、龙井；内蒙古赤峰等地。

2. 产区变迁

桔梗为常用大宗药材，于1963年、1977—1980年分别列为计划管理品种，1980年后由市场调节产销。1970年前，商品桔梗主要来源于野生资源。由于越来越多的药用价值与经济价值被发现，桔梗在国内外市场俏销，农民加速对野生资源掠夺式的采挖，再加上只采不育，使野生资源面临枯竭。1970年后随着野生转家种试验成功，桔梗种植面积扩大，栽培桔梗进入市场，成为商品的主要来源之一（图2-2）。

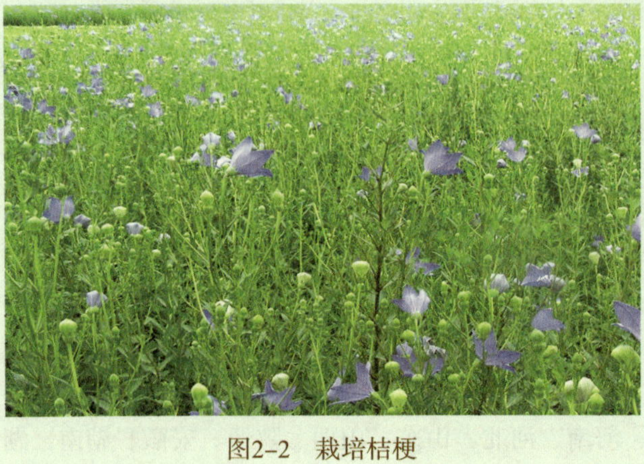

图2-2　栽培桔梗

据文献记载，野生桔梗以东北三省和内蒙古产量最大，主产于内蒙古莫力达瓦旗、扎兰屯、牙克石、鄂伦春旗、科尔沁右前旗、扎鲁特旗；吉林龙井、汪清、辉南、永吉、通化、梅河口、桦甸、东丰；黑龙江同江、宁安、海林、穆棱、伊春、林口、依兰、齐齐哈尔；辽宁岫岩、风城、义县、西丰、宽甸；安徽怀宁、岳西、桐城；河北宽城、抚宁；贵州清镇、都匀、榕江。栽培桔梗以河北、河南、山东、安徽、湖北、江苏、浙江、四川等省产量较大。野生桔梗以东北的质量最佳，而栽培的桔梗以华东地区的质量较好。商品药材以东北和华北产量大，以华东地区品质好。也有人认为桔梗虽在全国多有分布，但以产于北方长白山区、半山区的野生桔梗为上品，深受国内外欢迎。桔梗商品多按产地分为南桔梗和北桔梗两种，东北、华北一带所产为北桔梗。安徽、江苏、浙江等地所产为南桔梗。

南桔梗：呈圆柱形或长纺锤形，略扭曲，偶有分枝。长6～25cm，直径0.5～2.5cm。顶端有根茎（芦头），其上有数个半月形的茎痕。表面白色或淡黄白色，全体有不规则纵皱及沟纹，并有横向皮孔样的疤痕。质硬脆，易折断，折断面略不平坦，可见放射状裂隙。皮部类白色，形成层环明显，木质部淡黄色，俗称“金井玉栏”。气微，味微甜后稍苦。南桔梗过去以野生品为主，现有较多栽培品，栽培品与野生品性状区别点在于：由于栽培品仅生长2～3年，故芦头较短，呈短圆柱形，一般无芦碗（茎痕），甜味较重，苦味较少，质地不及野生品坚实，存放时间稍长后易变深色。

北桔梗：与南桔梗相比，其形多细长，分枝常见，体质较轻泡，北桔梗多为野生品。另外，西南地区如四川、云南、贵州等地所产野生桔梗，多芦头较大，主根较短。

四、生态适宜分布区域与适宜种植区域

桔梗生于海拔1100m以下的阳处草丛、灌丛中，少生于林下。较耐高温，亦较耐寒冷，但不耐严寒酷暑。宿根肥厚粗壮，贮存养分较多，有利于越冬，北方可以生长，但由于气温低，生长期短，植株多较矮，切花的价值低，宜选择向阳温暖地。南方的炎热夏季，亦抑制植株生长，宜选择海拔较高的凉爽地区种植（图2–3）。

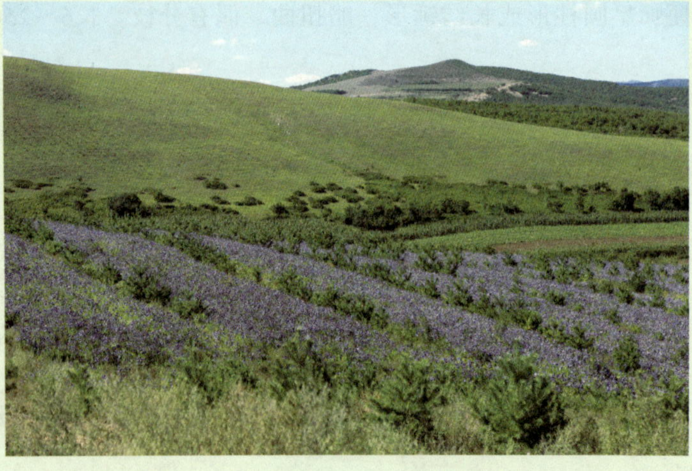

图2–3　桔梗生境

1. 桔梗的群落类型

桔梗为耐干旱植物，多生长在砂石质的向阳山坡、草地、稀疏灌丛及林缘砍伐后杂木林郁闭的山坡、较干旱的草原、岩石缝隙等阳光充足的生境。桔梗常在的群落有稀疏的蒙古栎树、槲栎林、榛灌丛、中华绣线菊灌丛和连翘灌丛等。根据形态解剖分析，桔梗是系耐旱的中生植物，其根部易腐烂。桔梗怕风害，在多风地区种植要注意防止风害，避免倒伏。

2. 土壤

桔梗对土壤要求不严，一般土壤均能种植，以壤土、砂质壤土为宜。桔梗对土壤肥力的要求不苛刻，一般肥力中等地即可生长，但肥沃地的植株高，开花亦较多。在土壤深厚、肥沃湿润、排水良好的砂质或疏松壤土中，桔梗生长良好。如栽培在富含磷、钾的中性类砂土里生长较好，追施磷肥，可以提高桔梗根的折干率。黏重土或积水地对桔梗生长不利，土壤水分过多或积水易引起其根部腐烂。

3. 温度

桔梗在10～20℃的环境中都能生长，要求年平均温度11～12.5℃。播种期（3～5月）温度达17℃开始发芽，18～25℃出苗速度加快，开花期（7～9月）最适温度18～20℃，气温高于35℃或低于-20℃生长受到抑制。桔梗生长期内要求年无霜期大于190天，≥0℃积温4000℃。

4. 水分

桔梗喜湿润但怕水涝，要求年降水量700～800mm，播种期降水量20～25mm，才能保证桔梗正常出苗。开花期降水量大于25mm，授粉正常，旺盛生长期降水量大于350mm，能够满足正常生长要求。若降水过多，遇大风天气，易出现倒伏现象，影响根茎生长。

5. 光照

桔梗是喜光植物，要求日照时数每天7～8小时为宜，年日照时数大于1800小时，栽培地区地形开阔，光照充足为宜。

6. 生育期内主要气象灾害种类及指标

（1）干旱时段及指标　7月中旬至8月下旬，正值桔梗开花期，也是需水关键期，如遇干旱，对产量和品质及种子结实率影响极大。当气象指标为温度≥35℃，降水量≤100mm，桔梗生长发育受到影响。

（2）秋季水涝　8月下旬至9月，正值桔梗结籽和根迅速膨大期，如遇连阴雨，降水量偏大，栽植田积水，容易形成烂根，直接影响桔梗产量和品质。气象指标为连阴时间＞15天，过程降水＞130mm，栽植田出现明水，桔梗田水浸72小时，将会出现烂根。

第3章

桔梗栽培技术

桔梗属仅桔梗一个种，种内出现许多变异类型。根据花的变异，分为紫花、白花、黄花桔梗。栽培主要为紫花桔梗和白花桔梗（图3-1），入药多用紫花桔梗；其他的类型主要是食用或观赏。有报道从紫花桔梗中筛选出直立型和倒伏型两个类型，通过比较植物学特征性、物候期、产量和有效成分，发现直立型桔梗的综合性状较好，适宜推广。栽培主要以直立型桔梗为主。

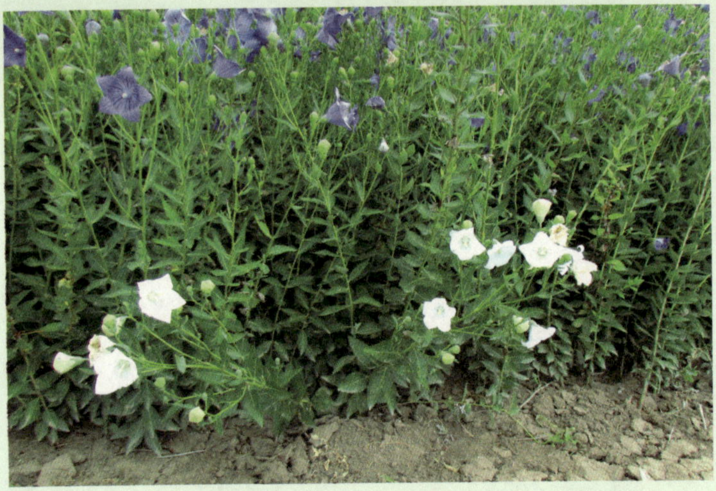

图3-1　紫花桔梗和白花桔梗

一、种子种苗繁育

桔梗的繁殖方式有种子繁殖、扦插繁殖、切根繁殖和芦头繁殖等繁殖方式，生产中以种子繁殖为主，其他方法很少用。种子繁殖在生产上有直播和育苗移栽两种方式，因直播产量高于移栽，且根条直、分叉少，便于刮皮加工，质量好，生产上多用。

（一）种子萌发特性研究

1. 促进种子萌发的方法

桔梗种子细小，温度18～25℃，湿度适宜的情况下，播后10～15天出苗。一年生种子发芽率为50%～60%，二年生种子发芽率可达85%。在桔梗生产和科研工作中，为了加快育种进程，常在桔梗种子成熟后立即进行播种育苗，但由于桔梗种子含有内源萌发抑制物质（脱落酸，ABA），表现出浅度休眠而影响桔梗种子的发芽和出苗。目前，解除种子休眠、促进萌发的方法有以下几种。

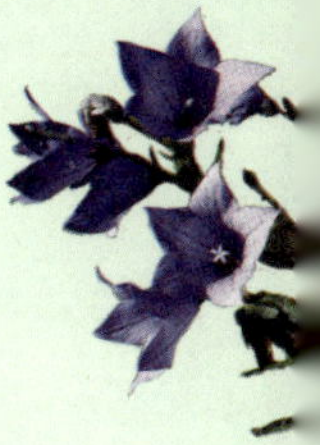

（1）浸种　可提高种子的发芽率，特别是对低活力种子更为有效，对高活力种子发芽影响较小。桔梗种子播种前浸种12小时或24小时均可显著提高种子的发芽率，以浸种24小时的效果最佳。如浸种时间太短，种子的膜系统得不到充分修复，而且种子中抑制物质也没有充分浸出，发芽率提高不显著；但浸种时间太长，种子无氧呼吸产生的乙醇在种内大量积累而造成种子损伤，反而使发芽率降低。不同浸种方式和不同培养液对桔梗种子发芽率有影响：40～50℃温水浸种24小时和蚕丝液培养组合的效果最好，培养5天后发芽率达59.0%，15天后发芽率达93.0%。

（2）药剂处理　KNO_3溶液浸种可有效解除种子休眠，能显著促进种子萌发，其中以0.5%KNO_3溶液浸种24小时效果最佳，可有效解除桔梗种子休眠。

$CaCl_2$、$KMnO_4$和H_2O_2浸种对桔梗种子萌发影响的研究表明：0.003g/ml $KMnO_4$对桔梗种子萌发的作用效果最佳；较低浓度的$CaCl_2$和H_2O_2溶液对桔梗种子的萌发也有促进作用。

（3）激素处理　赤霉素（GA_3）有拮抗脱落酸（ABA）的作用，适宜浓度的GA_3溶液浸种可以解除由ABA引起的种子休眠。用50～250mg/L GA_3溶液浸泡种子24小时，可以促进桔梗种子萌发；与对照相比，GA_3浸种后种子发芽率、发芽势和发芽指数均显著提高，且以250mg/L GA_3浸种24小时处理效果最佳。

（4）层积处理和干湿间隙浸种　层积处理（stratification）是指在适宜的环境条件下，完成种胚的后熟过程和结束休眠促进萌发的一项措施，即将种子埋在湿沙中，经1～3个月的低温（1～10℃）处理就能有效地解除休眠。在层积处理期间种子中的抑制物质ABA含量下降，而促进种子萌发的GA_3和CTK（细胞分裂素）的含量增加。桔梗种子层积处理48小时、干湿间隙浸种12小时和24小时，能显著改善桔梗种子发芽特性，处理后其发芽率分别比对照提高23.08%、16.33%和20.40%，发芽势分别比对照提高18.75%、41.90%和35.82%。

（5）其他方法　综合运用多种促进种子萌发的方法，可以显著提高桔梗种子萌发率，综述如下：①室外越冬（-32～10℃），再用赤霉素溶液浸种；②浸种8小时后放置在-30℃环境中72小时；③300mg/L稀土溶液在22℃环境下浸种

6天；④有机溶剂（丙酮、甲醇、乙醇等）在10～20℃下浸种72小时，其主要原因可能是有机溶剂可以溶解浸提出桔梗种子中的内源抑制物质，解除这类物质对桔梗种子发芽的抑制作用，从而促进萌发，提高种子发芽率；⑤聚乙二醇（polyethyleneglycol，PEG）6000处理桔梗种子3～7天，其中以20%PEG浸泡3～7天或30%PEG浸泡7天较佳；⑥经种衣剂处理桔梗种子后，桔梗田间出苗率增加，出苗比较整齐，壮苗比例提高。

2. 贮藏条件对种子活力影响

种子寿命为一年，不同的贮藏条件和处理方法，对桔梗种子的发芽率有显著影响。贮藏条件对种子活力影响较大，其中尤以种子含水量、温度和气体三者最为关键。黄家总等研究了不同贮藏条件对桔梗种子发芽率的影响。结果表明，桔梗种子不耐贮藏，其萌发适宜温度是25℃±1℃。常温条件下桔梗种子多贮藏一个月，种子发芽率下降15%，贮藏一年种子活力已基本丧失，其发芽率降到10%以下，田间出苗率则更低。在-32～10℃低温条件下，桔梗种子贮藏5个月，其发芽率没有显著下降，说明低温有利于桔梗种子贮藏，高温高湿条件不利于桔梗种子贮藏。在相对湿度97%或75%时，30℃贮藏60天的桔梗种子已完全失去发芽能力。在贮藏温度为5℃，相对湿度15%～75%或15℃，相对湿度43%条件下桔梗种子均可安全贮藏。

试验表明桔梗种子在10℃条件下便可以萌发，但发芽时间长，20天左右发芽率可达到21.5%；在20℃条件下，发芽时间提前10天，发芽率达50%；在25℃条件下时间提前到5天，第7天达到发芽高峰，发芽率60%～80%。

（二）无性繁殖方式

桔梗除了种子繁殖之外，还可以进行无性繁殖。经过多年的探讨，形成了可以在生产上使用的无性繁殖技术，这在某种程度上解决了种子繁殖田间成苗率低的问题。

1. 切根繁殖

在收获桔梗时，选取中等大小、无病虫害、健康饱满植株，距顶芽2～3cm横切，然后根据芽的分布进行纵切，每个切块上有芽2～3个，切面要求平滑整齐。切口用生根粉处理后即可进行栽种。栽植地选择砂土地，床面宽1m，高20cm，按照株行距14cm×10cm开沟栽植，栽后上覆4～5cm细土。

2. 扦插繁殖

苗床挖深15～20cm，宽1～1.2m，长度按地形而定，铺10cm厚基质（蛭石：沙＝1：1），浇适量水待扦插。选择健壮植株的当年生枝条，在中下部剪取10cm长的插条，去掉下半部叶，用萘乙酸（NAA）100mg/L浸条3小时，插入备好的苗床上约1/2长，及时浇透水，以后经常喷水保湿。

用茎基部作插条的成活率最高，茎梢部作插条成活率很低；用激素处理可大大提高插条的成活率；扦插基质湿度过大，会引起插条腐烂。

二、栽培技术

（一）选地整地

桔梗为直根系深根性植物，喜凉爽湿润环境。宜选择地势高燥、背风向阳、土层深厚、疏松肥沃、湿润而排水良好的砂壤土栽培，前茬作物以豆科、禾本科作物为宜。黏土及低洼盐碱地不宜种植。适宜pH 6～7.5。从长江流域到华北、东北均可栽培。施足基肥，亩施土杂肥2000～3500kg，硫酸钾25kg、磷酸二铵10kg、三元素复合肥15kg，深耕30～40cm，拣净石块，除净草根等杂物。整平、耙细、作畦。畦宽1.2～1.5m，平畦或高畦，高畦畦高15cm，畦长不限，作业道宽20～30cm。土壤干旱时，先向畦内浇水或腐熟的稀粪水，待水渗下，表土稍松散时再播种。

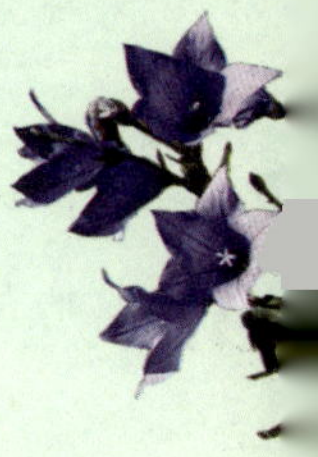

（二）播种或育苗

1. 种子繁殖

（1）播种时间　春播、夏播、秋播或冬播均可。秋播产量和质量高于春播，秋播于10月中旬以前播种。冬播于11月初土壤封冻前播种。春播一般在3月下旬至4月中旬，华北及东北地区在4月上旬至5月下旬。夏播于6月上旬小麦收割完之后，夏播种子易出苗。

（2）选种与种子处理　选种，选择二年生桔梗所产的充实饱满、发芽率高达90%的种子。播前将种子放在40～50℃温水中，搅动至凉后，再浸泡8～12小时，稍晾后可直接播种，也可用湿布包上，放在25～30℃的地方，盖湿麻袋催芽，每天早晚用温水冲滤一次，4～5天，待种子萌动时，即可播种。也可用0.3%～0.5%高锰酸钾溶液浸泡12小时后播种。

（3）播种方法

①直播：种子直播有条播和撒播两种方式。生产上多采用条播。条播按沟心距15～25cm、沟深2.5～4.5cm、条幅10～15cm开沟，将种子均匀撒于沟内，或用草木灰拌种撒于沟内，播后覆盖细土或火灰0.5～1cm厚，以不见种子为度。撒播将种子拌草木灰均匀撒于畦内，撒细土覆盖，以不见种子为度。条播每亩用种子0.5～1.5kg，撒播用种1.5～2.5kg。播后在畦面上盖草保温保湿。

②育苗移栽：育苗方法同直播。培育一年后，当根上端粗0.3～0.5cm，长20～35cm时，即可移栽。秋后（11月中旬前后）至翌春发芽前，深刨起苗不断根。开沟15～20cm深，按行距25～30cm，株距5～6cm移栽，亩植4.5万～5.5万株，按大、中、小分级，抹去侧根，分别移栽，斜栽于沟内，上齐下不齐，根要捋直，顶芽以上覆土3～5cm。墒情不足时，栽后应及时浇水。

（三）田间管理

1. 间苗定苗

直播田苗高2cm时适当疏苗，苗高3～4cm时按株距6～10cm定苗。拔除小苗、弱苗、病苗。缺苗断垄处要补苗，宜在阴雨天补苗，带土移栽易于成活。桔梗的品质与栽培管理有着密切的关联。孙丽娟等根据鲁中地区多年种植桔梗的试验，总结在桔梗种子处理、播种、田间管理等方面的种植技术，指出桔梗合理种植密度为定苗时株距5～6cm，基本苗75万～90万株/公顷。

2. 中耕除草

桔梗前期生长缓慢，杂草较多，应及时中耕除草。苗高3～5cm时浅松土，拔净杂草。特别是育苗移栽田，定植浇水后，在土壤墒情适宜时，应立即浅松土一次，以免地干裂透风，造成死苗。每次间苗应结合除草一次。定植以后适时中耕、除草、松土，保持土壤疏松无杂草，松土宜浅，以免伤根。中耕宜在土壤干湿度适中时进行，植株长大封垄后不宜再进行中耕除草。

3. 肥水管理

（1）施肥管理　桔梗是喜肥植物，在生长期间宜多追肥。特别在6～9月是桔梗生长旺季，应在6月下旬和7月中下旬视植株生长情况适时追肥。11月下旬幼苗经霜枯萎后立即浇一层掺水人畜粪，上盖一层土杂肥，保护苗根安全越冬，次春2月底或3月初扒开覆盖肥，以利出苗。肥料以人畜粪尿为主，配施少量磷肥和尿素（禁用碳酸氢铵）。一般亩施稀人粪尿、畜粪1000～1500kg或磷酸二铵和尿素各10～15kg。开沟施肥、覆土埋严、施后浇水，或借墒追肥。

相比其他农作物，桔梗在栽培理论方面的研究还存在很大的差距。比如桔梗人工栽培中对桔梗生长发育所需的营养元素等方面的研究仍比较薄弱。在人工栽培中对桔梗生长所需的营养元素没有充分的考虑，忽视了桔梗的药用价值，片面的追求产量的提高而导致质量和品质下降。多数研究充分证实桔梗对肥料的施用非常敏感，施肥技术是人工栽培桔梗非常重要的环节。肥料的合理配施能够有效促进桔梗有效成分的积累，相反肥料配施的滥用会对桔梗体内有效成分积累产生不利的影响，进而影响桔梗的品质。研究表明，氮肥和磷肥对一年生桔梗产量和品质的影响要比钾肥的影响大，同时通过配方施肥的方法研究了桔梗根重与氮磷钾的相互关系，指出了磷肥比钾肥更有效地提高桔梗产量。一年生桔梗在6月和10月对氮磷钾肥的需求量达到最高水平。这些报道比较充分地研究了不同肥料种类以及肥料配施对桔梗栽培的影响。但是这些研究没有依据土壤的肥力水平对施肥量给出具体的标准，因此研究的结果难以在桔梗人工栽培中示范推广使用。刘占生等总结了提高桔梗产量的一个重要因素，即“重视基肥施用、巧用追肥”，这也从侧面反映了合理使用配施肥料能够有效提高桔梗产量和品质。

（2）浇水管理　桔梗不喜大水，无论直播或育苗移栽，一般生长不旱不浇，生长期的桔梗具有较强的抗旱功能，因为根部有很多水分，所以一般天旱的时候也不容易旱死。如果遇到持续干旱和高温，要进行沟灌，或床播的要大面积喷水，浇水就要浇透，如果不浇透的情况下，很容易滋生侧根，影响桔梗的质量、品质和价格。秋后浇一次水，翌年春结合施肥浇水。注意雨季需及时排水防涝，防止烂根。

4. 抹芽、打顶、除花、抗倒伏

（1）抹芽　移栽或二年生桔梗易发生多头生长现象，造成根杈多，影响产量和质量。故应在春季桔梗萌发后将多余枝芽抹去，每棵留主芽1～2个。

（2）打顶、除花　对二年生留种植株应在苗高15～20cm时进行打顶，以增加果实的种子数和种子饱满度，提高种子产量。而一年生或二年生非留种用植株要全部除花摘蕾，以减少养分消耗，促进根的生长，提高根的产量。也可在盛花期喷0.075%～0.1%乙烯利，除花效果较好。

（3）抗倒伏　二年生桔梗植株高60～90cm，在开花前易倒伏。防倒措施：当植株高15～20cm时进行打顶；前期少施氮肥，控制茎秆生长；在4～5月喷施500倍液矮壮素，可使茎秆增粗，减少倒伏。

（四）留种技术

桔梗留种的宗旨有两个方面，一是为生产提供所需种子，二是保证种性不因繁种年代增加而降低，甚至要有所提高。桔梗为异花授粉作物，良种繁育时应注意隔离。同时，在良种繁育过程中，要注意进行选择，以便保持种性或使种性逐年提高。

留种应选择二年生的植株，以便结出饱满的种子，利于下一代植株生长健壮和高产。一般在植株10cm高时，选择健壮无病害的二年生植株留种，进行打顶，以增加果实的种子数和种子的饱满度，提高种子产量。桔梗花期较长，果实成熟参差不齐。可于7月下旬至8月上旬剪去弱小的侧枝和顶端较嫩的花序，使营养集中于中部果实。10月蒴果变黄，顶端将开裂时，连同果柄一起摘下，分期分批及时采收避免果实开裂种子散落。果实采收后，置室内通风处后熟3～4天，之后晒干脱粒，去除瘪子和杂质，贮藏备用。

现在一些老的桔梗产区病害严重，使得产量、品质降低。这是不利于生产的一个方面。但从另一个角度讲，应该变害为利。利用这种情况进行抗病育种，有可能选育出抗病的优良品种来。

（五）病虫害防治

桔梗上发生的病虫害，直接影响桔梗的产量与质量，进而影响栽培桔梗的收成。桔梗上发生的主要病虫害有桔梗炭疽病、桔梗斑枯病、桔梗枯萎病、蚜虫类、地老虎等。

1. 桔梗炭疽病

桔梗炭疽病的病原菌为半知菌亚门 、腔孢纲、黑盘孢目、刺盘孢属真菌（*Colletotrichum* sp.）。主要危害桔梗茎秆基部，发病初期茎基部出现褐色斑点，逐渐扩大至茎秆四周，后期病部收缩，植株于病部折断倒伏，蔓延迅速，该病一般于夏末秋初7～8月高温多湿季节发病。

防治方法：秋后彻底清理田间，将残株、病叶清除出田外，集中烧毁和深埋，可减少病原菌；加强田间管理，合理密植，雨季注意排水，降低土壤湿度，可减轻病害的发生。播种前用40%福尔马林100～150倍液浸种10分钟，可消灭种子上的病原菌。发病初期喷1：1：100波尔多液［$CuSO_4 \cdot xCu(OH)_2 \cdot yCa(OH)_2 \cdot zH_2O$］，或50%甲基托布津［1，2-二（3-甲氧羰基-2-硫脲基）苯］可湿性粉剂800倍液，或50%代森锰锌（乙撑双二硫代氨基甲酰锰和锌的络合盐）500倍液，或50%多菌灵［N-（2-苯骈咪唑基）-氨基甲酸甲酯］可湿性粉剂1000倍液，每7天喷1次，连续喷3～4次，有良好的防治效果。

2. 桔梗斑枯病

桔梗斑枯病的病原菌为半知菌亚门、腔孢纲、球壳孢目、壳针孢属桔梗多隔壳针孢（*Septoria platycodonis* Sdy.）。斑枯病危害叶片。发病初期，受害叶片两面产生直径2～5mm白色圆形或近圆形病斑，病斑上面生有小黑点，即病原菌的分生孢子器，发生严重时，病斑融合成片，叶片枯死。

防治方法：秋季桔梗地上枯萎的叶片应彻底清理，减少菌源；雨季注意排水，降低土壤湿度；可通过磷肥、钾肥的增施，来增强植株抗病能力；创造适应桔梗生长，不利于斑枯病菌蔓延的环境，能起到减轻病害发生的效果。发病初期用50%甲基托布津可湿性粉剂1000～1500倍液，或用50%多菌灵可湿性粉剂800～1000倍液，或用65%代森锌可湿性粉剂600倍液喷雾。每7～10天喷施1次，连续2～3次，即可达到良好的防害效果。

3. **桔梗枯萎病**

桔梗枯萎病的病原菌为半知菌亚门、丝孢纲、丛梗孢目、镰刀属真菌（*Fusarium oxysporum* schlecht.）。发病初期，茎基呈干腐状态，并且变褐色，病原菌通过茎秆逐渐向茎上部蔓延扩展，致使整株桔梗感染枯萎病，桔梗枯萎病可在高湿条件下，致使桔梗茎基部产生粉白色霉层，导致整株桔梗枯萎死亡。

防治方法：与禾本科作物进行轮作；在田间发现发病的桔梗植株应及时拔掉，而在拔出桔梗的病穴中及时用生石灰粉灭菌，并且把拔下的发病桔梗植株集中在一起烧毁，防止病菌的蔓延；为了降低田间土壤的湿度，可在雨后及时排水；而在给桔梗苗除草时切忌碰伤根部，可通过此方法减轻桔梗的发病率。发病初期可用50%甲基托布津1000倍液喷雾防治，或用50%多菌灵可湿性粉剂800～1000倍液，喷药时除上部茎叶外茎的基部也要注意喷到，可连续喷2～3次，每次间隔7～10天。

4. **桔梗轮纹病**

桔梗轮纹病的病原菌为子囊菌亚门真菌（*Leptosphaerulina platycodonis* J.F. Lue et P. K. Chi）。主要危害叶部，叶上病斑近圆形或椭圆形，直径5～10mm，灰褐色至暗褐色，具同心轮纹，多个病斑愈合后使病部扩大呈不规则形，或因干缩扭曲有三角形的突出部分，并长出许多黑色小粒，为病原菌的分生孢子器。发病严重时造成叶片干枯，影响产量。病菌以病叶组织内的菌丝或分生孢子器在病斑上越冬，成为翌年的初次侵染源，生长期新病斑上产生分生孢子借风雨传播，不断引起再侵染，扩大为害。6月下旬开始发生，7～8月发病严重。

防治方法：增强植株抗病能力；注意排水，降低田间湿度可减轻发病。发病初期可用50%多菌灵500倍液，或50%甲基托布津1000～1500倍液，或65%代森锌可湿性粉剂600倍液，或50%万霜灵（3，4-二乙氧苯基氨基甲酸异丙酯）600倍液喷雾防治，每7～10天喷1次，连续喷2～3次。喷洒波尔多液1：100倍液。

5. 桔梗根腐病

桔梗根腐病病原菌为腐皮镰孢（*Fusarium* sp.）。多在夏季高温多雨季节发生，特别是在雨季田间积水发生较重。

防治方法：初发病时在地面撒草木灰，或用生石灰、硫酸铜、水为1：1：100的波尔多液预防病害的发生蔓延。

6. 蚜虫

蚜虫类（*Aphis* sp.）昆虫属于个体细小且柔软的植食性昆虫，种类繁多，如麦蚜、红花指管蚜、萝卜蚜、葱蚜、桃蚜等，体色分黑、黄、灰、绿、褐等多种，蚜虫常常几十头或者上百头聚集在桔梗的内茎叶上危害桔梗。蚜虫以刺吸式口器吸食桔梗茎叶的汁液，使桔梗茎叶萎缩、卷曲、不能正常开花结实，根部也不能增大，影响产量和质量，发生时要多加注意防治。

防治方法：桔梗园周边的杂草要彻底清除，这样可以有效地防止蚜虫潜入。在有桔梗栽培的地方安放黄色的可粘蚜虫的板子，主要利用蚜虫的趋黄性来诱杀绝大部分蚜虫。如桔梗上已有蚜虫，则可用40%乐果乳油1000倍液，或用25%吡虫啉［1-（6-氯-3-吡啶基甲基）-N-硝基亚咪唑烷-2-基胺］悬浮剂800～1000倍液进行喷雾防治，或用50%敌敌畏乳油500～1000倍液，或用50%敌马乳油2000倍液，或用25%灭蚜灵乳油500～1000倍液喷雾防治，每5～7天喷1次，多次连续喷洒，直至蚜虫全部杀灭为止。

7. 地老虎类

地老虎类是地下的主要害虫，为鳞翅目夜蛾科地老虎属（*Agrotisypsilon* Rottemberg）昆虫的幼虫，其中1龄和2龄的低龄幼虫主要以啃食或咬断嫩茎，并且在幼嫩叶的桔梗苗上取食，严重危害桔梗苗，而3龄以后的大龄幼虫主要在夜晚出来活动危害桔梗，白天则在苗床的土里潜伏，常常通过将地面上的桔梗苗咬断，使得桔梗毁苗或者缺苗，直接对大田的桔梗移栽造成严重影响。

防治方法：在农业防治上，为减少地老虎类的幼小虫体，消灭来年的虫源，可以通过机械翻耕或者运用人力翻耕；还可以通过中耕除草，以此来破坏地老虎类的羽化条件和孵化条件，使得地老虎不能繁殖。在物理防治上，通过安装电灯和黑光灯来诱杀地老虎类的害虫，其主要利用地老虎类害虫的趋光性；还可以将白酒、红糖、醋、水按1：3：3：10的比例制成糖醋水溶液，并加入总量为上述水溶液总量0.1%的80%敌敌畏乳油，将上述溶液装入诱蛾钵中，并且将诱蛾钵安放在高于桔梗苗30cm的支架上，用此方法来诱杀地老虎类害虫，并且每天清晨把诱蛾钵中的死蛾挑出来，用盖子把诱蛾钵盖好，而晚上再把诱蛾钵上的盖子取下，诱蛾钵里的溶液每5～7天更换1次，并将诱蛾钵放置密度为2个/公顷，连续诱杀20～30天。在药剂防治上，可在450～600kg/hm^2细土中掺入4.5%敌百虫［二甲基–（2，2，2–三氯–1–羟基乙基）磷酸酯］与毒死蜱［*O*，*O*–二乙基–*O*–（3，5，6–三氯–2–吡啶基）硫代磷酸］的复配粉剂15.0～22.5kg/hm^2，在春天播种翻犁土地时，将上述配好的土均匀地撒在翻犁的土中，通过此方法可以杀灭越冬地老虎类的幼虫；也可在12.5～15.0kg细土上拌500g加适量水稀释的50%辛硫磷［*O*–*α*–氰基亚苯基氨基–*O*，*O*–二乙基硫代磷酸酯］乳油，搅拌均匀，即为毒土，在播种时，将其撒入穴内和沟内，可防止地老虎类害虫咬食桔梗幼芽；若桔梗出苗，则可在桔梗苗周围施撒适量的毒土，通过此方法可杀害在夜间出土的地老虎类的幼虫；或者在桔梗苗床上用50%倍硫磷乳油2000倍液或用50%辛硫磷乳油1000倍液进行喷雾，以此来杀灭地老虎类害虫。

随着人工栽培种植面积的扩大，桔梗病虫害以及田间杂草时有发生。除上述主要病害之外，桔梗生长中还常发生桔梗根线虫病、桔梗紫纹羽等病害，其防治方法许多文献均有报道，同时，有关草害发生的现象也有报道。因此，在生产上往往过分追求产量效益而不注重质量品质，不规范使用农药不仅造成环境的污染，同时难以保障桔梗的品质。所以，在生产中要控制桔梗中有毒有害物质及农残的含量。

目前，粮食作物、鲜食果蔬等农副产品的生产已使用无公害和绿色食品标准，有的甚至使用有机食品标准。所以，桔梗等药用植物的栽培也要形成绿色生产模式，产品也要求是“绿色中药材”。无论从中医药还是中药现代化发展来看，中药材的无公害化生产都是正确的选择（图3–2）。

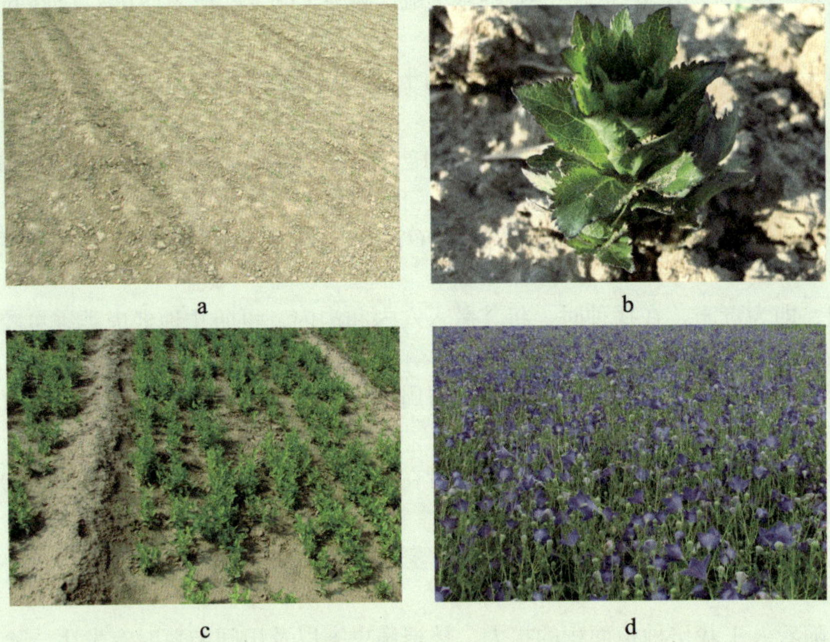

图3-2　桔梗栽培环节

a. 桔梗出苗期　b. 桔梗幼苗期　c. 桔梗大田种植　d. 桔梗花期

三、采收与产地加工技术

（一）采收

桔梗根部入药或食用。药用根2～3年收获，一般在封冻前起收；食用根一年生也可以采收，春秋均可。以秋季采者体重质实，质量较好。采收时，先将茎叶割去，从地一端起挖，依次深挖取出，或用犁翻起，将根拾出，去净泥土，运回加工。在地上茎叶枯萎时采挖，过早采挖根部尚未充实，折干率低，影响产量；过迟收获，不易剥皮。切忌挖断主根，防止腐烂。建议采用机械作业。

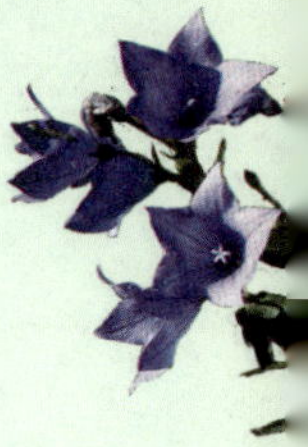

李喜凤等通过采用RP-HPLC法分析不同季节采收桔梗的品质，结果显示秋季采收的最佳；宋健在研究桔梗生长年限和采收期与质量的相关性时也指出，桔梗2年收获为最佳，并且指出在9月下旬至11月上旬采收的桔梗质量最佳。同样，叶胜明等在研究桔梗采收期综合评价体系时指出，一年收获的桔梗不仅产量远低于二年收获的，而且有效成分的含量比二年的要低50%。二年生与三年生桔梗比较，三年的产量略微增加，而有效成分的含量没有明显增加。研究同时也指出桔梗的最佳采收期与栽培品种、栽培管理方法、栽培产地的气候环境有密切的关联，因此在人工栽培过程中应综合考虑这些因素。

（二）产地加工

药典方法：春、秋二季采挖，洗净，除去须根，趁鲜剥去外皮或不去外皮，干燥。《全国中药炮制规范》（1988年）在来源项中则明确规定应除去须根，趁鲜刮去外皮。

在生产实践中，桔梗起收时，割去桔梗苗，挖出根部，采挖时不要伤根，以免汁液外流，洗净泥土，去掉芦头。药用根多为原皮桔梗根，即洗净泥土直接晒干或烘干的带皮桔梗根。食用根刮去表皮晒干或烘干，目的是为了使干品色白，减小苦味。一年生不用去皮，因其表皮白嫩，苦味小，洗后直接干燥即可。若桔梗收回太多加工不完，可装在袋子里用沙埋起来，防止外皮干燥收缩不便于去皮。待去皮、洗净之后，放在太阳底下暴晒，3～4天就可晒干。之后放在干燥通风处储藏，注意防止虫蛀。建议机械脱皮烘干。每亩可产干货300～400kg，高产者达600kg。

药用桔梗是否有必要除去须根，是否刮皮，对于规范桔梗的产地加工工艺是一个关键性的问题。我国学者采用溶血指数法测定带皮桔梗、去皮桔梗、桔梗皮及桔梗的韧皮部、木质部，结果表明：①带皮桔梗和去皮桔梗的皂苷含量相近，或带皮桔梗略多；桔梗皮的皂苷含量不少于桔梗的其他部位；桔梗的木质部含皂苷甚微。②采用家兔酚红气管排泄法比较带皮桔梗水煎液和去皮桔梗水煎液，结果表明带皮桔梗有显著的祛痰作用，与去皮桔梗相当或略强。③安全试验表明，带皮桔梗没有明显的毒性反应，临床应用带皮桔梗饮片，也未见不良反应。④认为加工可不必去外皮，可趁鲜切片后干燥。因此有学者认为药用桔梗加工，可以不刮皮，不去须根，以提高药材质量，减少药材浪费，同时可以减少劳动力投资，降低生产成本。但是溶血指数法进行桔梗皂苷的含量测定时，并不是所有皂苷都能破坏红细胞而产生溶血现象，所以得到的结果是样品中所含皂苷的粗略含量，有一定参考价值，但是不够精确。应用现代分析方法比如HPLC法对桔梗根皮及须根中皂苷含量进行测定的报道并不多见。

需要注意的是，桔梗皮要趁鲜刮净，时间长了，根皮就难刮掉。刮皮后应及时晒干，否则易生霉变质，或出现黄色的水锈。

（三）药材等级规格

桔梗质量以根条肥大、色白或略带微黄、体实、具菊花纹者为佳。桔梗规格曾分有顶王、正王、副王、长条、二面、统梗等规格等级。现行桔梗规格等级标准如下。

（1）南桔梗分三等　一等：干货。呈顺直的长条形，去净粗皮及细梢，表面白色，体坚实。断面皮层白色，中间淡黄色。味甘苦、辛，上部直径1.4cm以上，长14cm以上。无杂质、虫蛀、霉变。

二等：干货。呈顺直的长条形，去净粗皮及细梢，表面白色，体坚实。断面皮层白色，中间淡黄色。味甘苦、辛。上部直径1cm以上，长12cm以上。无杂质、虫蛀、霉变。

三等：干货。呈顺直的长条形，去净粗皮及细梢，表面白色，体坚实。断面皮层白色，中间淡黄色，味甘苦、辛。上部直径不小于0.5cm，长度不少于7cm。无杂质、虫蛀、霉变。

（2）北桔梗为统货　干货。呈纺锤形或圆柱形，多细长、弯曲，有分枝。去净粗皮。表面白色或淡黄白色，体松泡，断面皮层白色，中间淡黄白色。味甘，大小长短不分，上部直径不小于0.5cm。无杂质、虫蛀、霉变。

四、包装、贮藏与运输

1. 包装

桔梗用麻袋包装，每件30kg或压缩打包件，每件50kg。在每件包装上，应注明品名、规格、产地、批号、包装日期、生产单位，并附有质量合格的标志。包装必须牢固、防潮、整洁、美观、无异味，便于装卸、仓储和集装化运输。

2. 贮藏

桔梗应贮于干燥通风处，温度在30℃以下，相对湿度70%～75%，商品安全水分为11%～13%。本品易虫蛀、发霉、变色、泛油。久贮颜色易变深，甚至表面有油状物渗出。注意防潮，吸潮易发霉。害虫多藏匿内部蛀蚀。贮藏期间应定期检查，发现吸潮或轻度霉变、虫蛀，要及时晾晒，并用磷化铝熏杀。气调养护，效果更佳。

3. 运输

运输工具或容器应具有较好的通气性，以保持干燥，应有防潮措施，并尽可能缩短运输时间。同时不与其他有毒、有害药材混装。

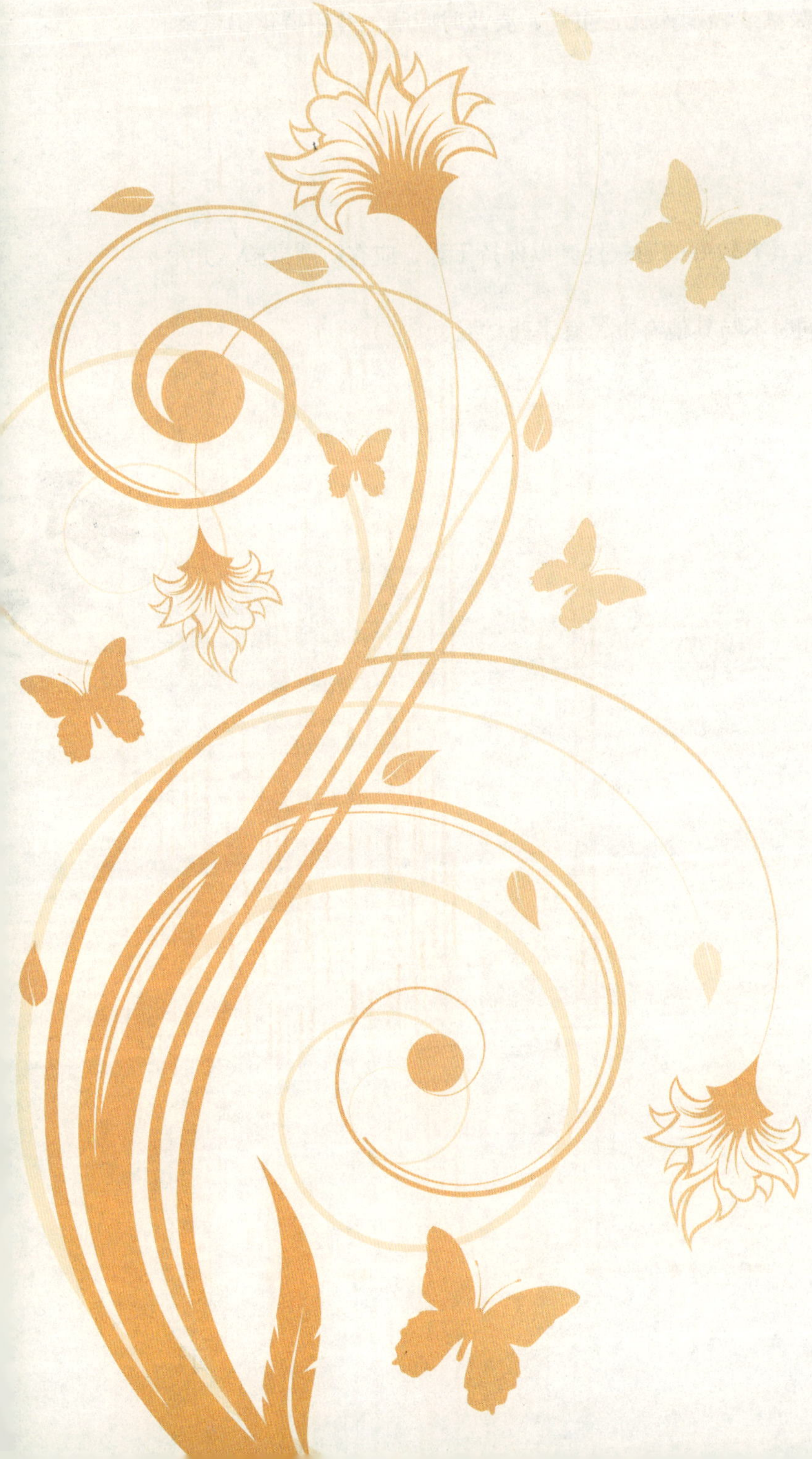

第4章

桔梗特色适宜技术

一、山东地区大葱与桔梗间作种植技术

桔梗是著名的药食两用经济作物，连作障碍严重，合理选择间作物种是缓解桔梗连作障碍、提高产量的关键。大葱根系分泌物能够抑制土壤中的病原菌，研究表明，农田间作大葱能够有效防控病虫害。

田间试验于2013年在山东农业大学药用植物栽培基地进行，试验所用地块已连续种植桔梗3年。该试验地点位于117.06°E，36.20°N，海拔174.40m，属于温带大陆性半湿润季风气候区，四季分明，光温同步，雨热同季。年平均气温13.4℃，全年平均≥0℃的积温4731℃，≥10℃的积温4213℃，无霜期平均195天，年平均降水量697.3mm。试验用土壤为壤土，耕层土壤含有机质7.1g/kg，碱解氮43.73mg/kg，速效磷27.62mg/kg，速效钾57.65mg/kg，pH值为6.4。

试验设桔梗-大葱间作组合和桔梗、大葱单作。桔梗-大葱按照一行大葱三行桔梗再一行大葱的种植方式。桔梗种根：单根鲜重5～7g，无分根；大葱种苗：单株鲜重10～12g、所有种苗无失水萎焉现象。种植时间为2013年4月28号。

种植前按照每公顷105kg N、35kg P_2O_5、50kg K_2O用量施基肥，氮肥采用尿素（46%）、磷肥采用过磷酸钙（16%）、钾肥用硫酸钾（50%）。作宽

100cm的高畦。桔梗、大葱均按行距25cm，株距6cm种植。试验小区面积均为 $1m \times 10m=10m^2$，设计3次重复，共计15个小区，随机区组排列。作物生长期间常规管理。

结论如下：①桔梗-大葱间作体系具有间作优势。②桔梗-大葱间作优势主要来源于桔梗-大葱间作体系氮、磷吸收量和利用效率的提高以及钾吸收量的增加。③桔梗-大葱间作优势形成的根系营养生态位的主要机制为：桔梗、大葱根系养分吸收空间生态位的互补扩大、时间生态位的前后分离，促进桔梗-大葱间作体系养分吸收量。④桔梗-大葱间作养分利用效率提高机制：大葱直立的筒状叶片增加受光面积，与桔梗无相互遮阴作用，提高养分利用效率。

二、辽西地区山樱桃与桔梗套种技术

辽西地属半干旱低山丘陵区，灾害性天气较多，气温变幅大，农作物以种植玉米等为主，产值较低。近年来，中草药需求量逐年加大，在耕地或坡耕地种植中草药成为首选。

辽西地区包括锦州、朝阳、阜新等地，地处北温带大陆性季风气候区，春季干旱风大，夏季雨量集中，秋季短促清爽，冬季漫长严寒，四季分明，水热同期。多年平均降雨量为545.5mm；无霜期140天左右。辽西地区光照充足，降雨集中，昼夜温差明显，山樱桃及桔梗均能在野外荒山生长良好，在耕地或坡地人工种植，水分、养分、土壤状况等均优于野外环境，具备高产的条件。

山樱桃，学名毛樱桃*Cerasus tomentosa*（Thunb.）Wall.，为蔷薇科落叶灌木或小乔木，高0.5～2.5m，花期4～5月，果期6～9月，喜光，喜肥沃、深厚且排水良好的土壤，耐寒，喜空气湿度大的环境；根系较浅，忌积水与低湿。果核入药，作用广泛。山樱桃种植后，生长一年高1m左右，三年结果，树高1.5～1.7m，密度以2.0m×1.5m最适于山樱桃通风透光结实。桔梗在山樱桃行间种植3垄，经中耕除草灌溉等经营管理，2～3年桔梗药材成熟采收，山樱桃开始结果。

（一）选地、整地

1. 选地

选择坡耕地或耕地，土壤较肥沃、半阴半阳的地势最佳，有灌溉条件更好。

2. 整地

在播种上一年秋季进行旋耕，深度一般以25～30cm为宜，为做垄打好基础。同时，应在整地后留出灌溉水渠，视具体条件，灌溉长度一般为15m左右。

（二）种子处理、播种和覆膜

1. 山樱桃种子处理

为了保证山樱桃出苗整齐，在辽西地区一般采用冬季沙藏催芽：用干净种子，于12月上旬，上冻前在室外挖出储藏坑，将种子拌湿沙3～5倍埋入坑内，表面覆土10cm，一般每亩播种量6kg左右。播种前2天左右取出准备播种。

2. 桔梗催芽

每亩用种1.0～1.2kg，用40～50℃温水浸泡8～12小时，将种子捞出，沥干水分，置布上，拌湿沙，在25℃左右催芽，注意及时翻动喷水，4～6天即可发芽种植。

3. 播种和覆膜

春播在早春土壤解冻后进行，当地一般在清明至4月下旬播种。播种前浇一次透水，不具备浇水条件的，在自然降雨后2～4天内完成播种，也能保证出苗完整。为覆土方便，可进行垄播，山樱桃行距2.0m，株距1.5m，深度2～3cm，每穴撒种子6～7粒，播后及时覆土，覆土厚度2cm左右，轻轻镇压。在两行山樱桃之间，套种桔梗，为保证种植两三年时桔梗有充足的阳光照射，每两行山樱桃中间套种3行桔梗，桔梗行距25cm，开沟深度1.5～2.0cm，播后覆细土1.0～1.5cm，镇压后覆盖塑料薄膜，在薄膜边缘用土压严，更好地保证土壤湿润，提高地温，加快苗木生长，提高苗木质量和产量。一般10天左右出苗。出苗后，及时将有苗处的薄膜扎开，使苗木向外生长，避免苗木烫死。苗高到5～6cm时，间苗定植，山樱桃密度以穴距20cm为宜，每穴保留两三株。桔梗苗高3～4cm时定苗，以苗距10～14cm为宜。

（三）田间管理

中耕除草每年进行2～3次，将草清除彻底，注意幼苗期不要伤根，7月进入雨季，除草要及时，如因下雨不能进行除草，几天后费工费力，效果非常不理想。

栽培的桔梗第二、三年春季返青时最易出现多苗，把多余的苗头除掉，保持一株一苗，使无叉根、支根。如果桔梗不留种，在8～9月间苗木生长出花蕾，应及时摘除，可促进根茎肥大。

（四）采收

根据桔梗生长状况，种植两三年即可采收肉质根鲜品800kg以上，秋季10～11月割完植株后，将肉质根挖出，清除杂质，即可出售。

山樱桃三年开始结果，成熟后采摘，亩产鲜果500kg以上，及时搓洗，晒干，于阴凉处保存出售，鲜果或干品均有收购。另外，山樱桃属于早熟品种，不存在大小年现象，在保证浇水充足的前提下根施农家肥，产量更高。

三、林下桔梗种植技术

林下种植桔梗有三大优点：一是可以充分利用丰富的林地资源，节约耕地；二是近自然的生长环境使桔梗的品质更佳；三是病虫害少。

（一）选地、整地

1. 选地

种植地以阴坡半阴坡为宜，坡度25°以下，海拔800m以下。

2. 整地

于4月中下旬进行条状整地，畦宽30～40cm，或依地势宜宽则宽，宜窄则窄。

（二）选种、播种

1. 选种

选二年生以上非陈积的种子（陈积1年，发芽率降低70%以上）。播种前进行发芽试验，用40～50℃的温水浸泡8～12小时，捞出，沥干水分，置于布上，拌上细沙，在25℃左右的温度下催芽，要及时翻动喷水，4～6天即可发芽。

2. 播种

春季或秋季均可播种，春季（5月中旬左右）当地温达到15℃时即可播种，采用条播或撒播，播深1.5cm左右，将种子撒匀，每亩播种1.0～1.2kg，覆土厚0.5～1.0cm，切忌覆土过厚。

（三）田间管理

6月中旬，每亩施过磷酸钙30kg，6～7月叶面喷施0.5%尿素液。干播种子25天左右出苗，催芽播种的10天左右出苗。要及时除草并疏苗，按每100cm^{2}留苗10～12株为宜，株距5cm，每亩留苗6万株左右。要及时疏蕊疏花，以提高根的产量和质量。

可用粉锈宁或多菌灵防治白粉病，用抗枯灵配链霉素防治腐烂病，每亩用敌杀死40ml防治地下害虫。

（四）采收

生长1～2年即可收获，以二年生长期为宜。可在秋季或春季收获，清除杂质剥皮晒干即可。

第5章

桔梗药材质量评价

一、本草考证与道地沿革

（一）名称与质量考证

桔梗始载于《神农本草经》，列为下品，一名荠苨。《名医别录》载：“一名利如，一名房图，一名白药，一名梗草，一名荠苨。”早期荠苨为桔梗的别名之一。

陶弘景在《本草经集注》中将荠苨分出，认为桔梗与荠苨为两种药材并分别独立成条。在桔梗条下记载：“桔梗疗蛊毒甚验，俗方用此，乃名荠苨。今别有荠苨能解药毒，所谓乱人参者便是。非此桔梗而叶甚相似。但荠苨叶下光明滑泽无毛为异，叶生又不如人参相对者尔”。在荠苨条记载：“荠苨味甘，寒，主解百药毒”。可见，桔梗与荠苨的功效、植株性状皆不相同。

《本草纲目》首次出现“甜桔梗”之名即荠苨。李时珍谓：“此草之根结实而梗直，故名。桔梗、荠苨乃一类，有甜、苦两种，故本经桔梗一名荠苨，而今俗称荠苨，为甜桔梗也。”此后受《本草纲目》影响，《得配本草》《本草求真》等皆认为荠苨即甜桔梗。这种观点一直持续到民国时期。《增订伪药条辨》：“其一种无心味甜者，荠苨也，一名杏叶沙参，又名甜桔梗，性味功用与桔梗大不相同。”荠苨据考证为同科沙参属植物荠苨 *Adenophora trachelioides* Maxim. 的根。《本草纲目》等一些本草虽然将“荠苨”

称为“甜桔梗”。事实上自《本草经集注》以来，两者即明确为不同的药材，形态气味皆有不同，一者味苦（真正的桔梗），一者味甜（荠苨）。

桔梗商品有苦甜之分的观点始出于当代。《中药材品种论述》记载：“古代之甜桔梗是指同科沙参属植物荠苨*A. trachelioides*的根部而言，而现实之甜桔梗则是指北地出产的北桔梗而言。”《中国商品大辞典·中药材分册》又载：“北桔梗又称甜桔梗，主产东北、华北地区……比南桔梗味较甜，可供食用。”当代医药学家认为甜桔梗产于我国北方，味甜，适宜作食用。

作为药用时，历代本草则一致认为桔梗味苦为佳。如《本草蒙筌》：“交秋分后采根，噬味苦者入药。”《本草述》：“八月采根，根如指大，边白，中微黄有心，味苦而辛，苦为胜。”《本草乘雅半偈》：“桔梗秋后结实，根外白中黄，有心味苦。”民国《增订伪药条辨》：“今近药肆因苦桔梗价贵，多以甜梗为充……味苦而有心者用之。”

药用桔梗以苦味者为佳的观点一直沿承至今，如《中药材商品规格质量鉴别》记载：“桔梗以野生品质量优于家种品，主要是家种品糖质高，甚易变质，且苦味不明显，对止咳祛痰作用亦稍差。”《实用中药材经验鉴别》记载：“以根条肥大，外表色白，体坚实，味苦者为佳。”

（二）形态与产地考证

桔梗始载于《神农本草经》，列为下品，但书中未对其进行详细的形态描述。《唐本草》则记载：“人参苗似五加阔短，茎圆，有三四桠，桠头有五叶。陶引荠苨乱人参，谬矣。且荠苨、桔梗，又有叶差互者，亦有叶三四对者，皆一茎直上，叶既相乱，惟以根有心无心为别尔。”

宋代苏颂《本草图经》对其产地和形态有详细记载：“桔梗，生嵩高山谷及冤句，今在处有之。根如小指大，黄白色；春生苗，茎高尺余；叶似杏叶而长椭，四叶相对而生，嫩时亦可煮食之；夏开花紫碧色，颇似牵牛花。秋后结子，八月采根，其根有心，无心者乃荠苨也”。书中并附有和州（今安徽和县）桔梗、解州（今山西解州）桔梗及成州（今甘肃成县）桔梗图。从附图来看，和州桔梗与文中所述相同，有以下几个主要特征：具有肥厚块根；四叶轮生；花为合瓣花，五瓣，蓝紫色。图文结合，古代本草记载的和州桔梗即为今桔梗科植物桔梗。

清代《植物名实图考》载：“处处有之，三四叶攒生一处，花未开时如僧帽，开时有尖瓣，不纯似牵牛花。”吴其濬用“花未开时如僧帽”非常生动形象地描述了桔梗花蕾的特征。《本草图经》《救荒本草》《本草原始》均记载桔梗花为紫色单瓣，但明清时期日本的一些本草记载有重瓣花、白色花的桔梗。如《大和本草》：“秋开碧花，或放白花，其花瓣有多至八层者，殊美观。入药以碧花之根。”又如小野兰山《本草纲目启蒙》：“寻常多单瓣、青紫色，亦有作双层、千瓣、团扁等形，与深蓝、黄白相间诸色者……此数种皆艺花家所重者，入药以常品为良。”可见，虽然医药学家发现了有重瓣桔梗、白花桔梗，但他们一致认为桔梗入药应以单瓣紫花者为佳。

近代以来，一些中药学文献也记载了白花桔梗及重瓣桔梗，如《药材学》：“夏秋之际开白色或紫色的钟状花”；《本草钩沉》：“花冠蓝或白色”；《中药材品种论述》：“重瓣桔梗往往为单瓣桔梗栽培中所发生的变化”。据研究，白花桔梗*Plandicodon grandiflorum*（Jacq.）A. DC. var. *album* Hort.和重瓣桔梗*Plandicodon grandiflorum*（Jacq.）A. DC. cv. Plenus. 均为紫花桔梗的变种或品种。纵观历代本草，古今药用桔梗的种质均来源于桔梗科植物桔梗*Plandicodon grandiflorum*的根。尽管有重瓣桔梗、白花桔梗等变种和品种，但古今医家一致认为桔梗药用应以单瓣紫花为佳。

（三）道地沿革

《名医别录》首次记载桔梗的产地：“生嵩高（今河南登封县）及宛朐（今山东曹县）”。宋《本草图经》：“关中（今陕西关中盆地）桔梗，根黄，颇似蜀葵根。”并附有和州桔梗、解州桔梗及成州桔梗图。至此，将桔梗的产地记载扩增为陕西、安徽、甘肃、山西等地。《本草品汇精要》将解州、成州、和州列在道地项。随着桔梗的产地渐渐扩大，桔梗初见南北分化现象。《药品化义》首次记载桔梗以南方产者为佳：“用南产者佳，北方者味甘，但能提载，不能开散，宜辨之”。“用南产者佳”首次论述了桔梗的产地与其质量的相关性。

民国时期文献则进一步记载桔梗产地与质量的关系。《增订伪药条辨》:“桔梗出安庆古城山，色白有芦，内起菊花心，味甜带苦者佳；宁国府泾县者性味略同，亦佳。”安庆古城山、宁国府泾县等均处秦岭淮河以南，与《药品化义》中“南产者佳”相符。

当代中药学文献认为北桔梗产量大，味甜，食用更佳。南桔梗较苦，宜供药用。《中药材品种论述》:“解放后，市售桔梗有北桔梗与南桔梗之分，产于河北、山东、山西及内蒙古与东北诸省者称北桔梗，产于安徽、江苏、浙江者称南桔梗。”《中国商品大辞典·中药材分册》:“南桔梗又称苦桔梗，主产安徽、江苏、浙江……北桔梗又称甜桔梗，主产于东北、华北地区。”《中国中药区划》:“安徽桐城的‘桐桔梗’等均为当地的道地药材。”《中国药材学》:“以东北、华北产量大，称‘北桔梗’，以华东产的质量较好，称‘南桔梗’。”可见，“南桔梗”与“北桔梗”是以地域划分，前者产华东，后者产东北与华北，而究其质量则以“南桔梗”为佳。

（四）采收加工考证

1. 采收期本草记述

古代本草记载桔梗的采收期一般为二、八月或春、秋二季。《名医别录》:“二、八月采根，曝干。”《本草图经》:“八月采根。”《本草蒙筌》:“交秋分后采根。”《本草害利》:“二月采根。”

近现代本草书籍普遍认为桔梗秋季采收较春季采收体重质坚实，质量更佳。《药材资料汇编》："秋货好，春货次。"《本草钩沉》："桔梗，春秋二季均可采挖，以8～10月采的质重、肉实、质量最好，4～6月采的色白，肉疏、空心、质量较差。"《金世元中药材传统鉴别经验》："于春、秋两季采挖，以秋季采者体重坚实，质量较佳。一般在茎叶枯萎时采挖，过早采，根部尚未充实，折干率低，影响质量。"

2. 产地加工本草记述

相对采收期来说，古代桔梗产地加工方式显得更加多样，主要涉及三个方面。①直接晒干，《名医别录》："二、八月采根，曝干。"《新修本草》："二、八月采根，曝干。"②去芦头，《证类本草》："凡使，去头上尖硬二、三分以来。"《本草品汇精要》："去芦头，锉碎用。"《本草蒙筌》："芦苗去净。"③去浮皮，《本草纲目》："今但刮去浮皮，米泔水浸一夜。"《本草备要》："去浮皮，泔浸微炒用。"《本草从新》："去浮皮，泔浸，微炒。"

当代桔梗的产地加工主要涉及去皮或不去皮。《药材学》："去除外皮干燥而得。"《中国药材学》："挖根后除去须根，刮去外皮，晒至半干，用手搓直，再晒至全干。近年来有试行不刮皮，洗净晒干或在产区切片晒干。"2015年版《中国药典》："洗净，除去须根，趁鲜剥去外皮或不去外皮，干燥。"桔梗在整根晒干时，去皮易于干燥，当桔梗在产地趁鲜切片时可不去皮。据文献报道，桔梗皮中亦含有大量药用成分。因此为了节省人力及避免资源浪费，当代桔梗在药用时可以不去皮使用。

（五）性状与质量的考证

《本草图经》对桔梗的性状作了初步描述："根如小指大，黄白色"。《宝庆本草折衷》记载："论桔梗，白肥，蚕头、鼠尾者为上，歧头者不佳也。""蚕头"应形容桔梗根头部有横纹。据此表明，以根肥厚、色白、根头部横纹多、根直不分枝者为佳品。《本草品汇精要》又载桔梗以质地坚实为好："用根坚直白者为好，质类人参，色白"。《本草原始》附桔梗一图，从图中可以看出其独芦且具有横纹。并附有小字"根直色白有心"。《本草述》云："荠苨根有一芦三四芦者，似桔梗但其皮白细，光于桔梗。"又云："桔梗独芦佳。"

当代本草对桔梗的质量评价与古代本草基本一脉相承，如《药材资料汇编》："以体重结实、色白枝粗，有皱纹的为好货；体轻皮宽，空泡无皱纹者为次。"《药材学》以长短粗细将桔梗分成5个等级：特等（顶王）、一等（正王）、二等（副王）、三等（长条）、四等（二面）。《中药材产销》："以条长均匀、体结梗直、色白、味苦者为佳。"《金世元中药材传统鉴别经验》："以根粗长、质坚实、表面色白、中心为淡黄色为佳"。

可见，历代本草认为优质桔梗应有以下特征：①根粗长；②色白；③根头部横纹多；④根直不分枝；⑤质地坚实；⑥独芦；⑦苦味。

（六）功效本草考证

《神农本草经》：主胸胁痛如刀刺，腹满，肠鸣幽幽，惊恐悸气。

《名医别录》：利五脏肠胃，补血气，除寒热、风痹，温中消谷，疗喉咽痛。

《药性论》：治下痢，破血，去积气，消积聚，痰涎，主肺热气促嗽逆，除腹中冷痛，主中恶及小儿惊痫。

《日华子本草》：下一切气，止霍乱转筋，心腹胀痛，补五劳，养气，除邪辟温，补虚消痰，破癥瘕，养血排脓，补内漏及喉痹。

《本草衍义》：治肺痈。

《珍珠囊》：疗咽喉痛，利肺气，治鼻塞。

李杲：利胸膈，（治）咽喉气壅及痛，破滞气及积块，（除）肺部风热，清利头目，利窍。

《本草纲目》：主口舌生疮，赤目肿痛。

《中药形性经验鉴别法》：催乳。

二、药材炮制研究

（一）历史沿革

桔梗为化痰止咳平喘之要药，炮制后可增强疗效。去芦生用品味苦辛、性平，以宣肺病祛痰力专，多用于外感咳嗽，咽喉肿痛；炮制后炒品味苦微辛，以理肺祛痰力胜，多用于寒饮或湿痰咳嗽；蜜炙品味苦甘微辛，性平偏润，以润肺祛痰力强，多用于肺阴不足之咳嗽。若用之治肠红入痢大肠气郁之疾，须炒黄色（清·《医宗说约》）。历代对其炮制的方法较多。

1. 净制

去芦，去苗（唐·《仙授理伤续断秘方》）；去芦（宋·《全生指迷方》）；洗净去头尾（宋·《洪氏集验方》）；去芦，米泔浸一宿（元·《汤液本草》）；去头及两畔附枝（明·《医学入门》）；刮去浮皮（清·《得配本草》）。

2. 切制

细锉（宋·《证类-雷公》）；细切（宋·《类证活人书》）；碎锉；捣罗为散（宋·《证类本草》）；切作小块（宋·《普济本事方》）；薄切（宋·《洪氏集验方》）；碎锉（元·《卫生宝鉴》）；切碎（明·《普济方》）。

3. 炮炙

（1）药制　于槐砧上细锉，用百合水浸一伏时，漉出，缓火熬令干用。每修事四两，用生百合五分捣作膏，投入水中浸（宋·《证类-雷公》）。

（2）炒制　炒（宋·《小儿药证直诀》）；微炒（宋·《伤寒总病论》）；去芦头炒（宋·《圣济总录》）；锉大块，慢火炒令变紫黑色（宋·《类编朱氏集验医方》）；炒黄色（元·《丹溪心法》）；细锉，微炒（明·《普济方》）；锉碎，炒微焦为度（明·《普济方》）。

（3）姜汁炙　切作小块，姜汁浸（宋·《普济本事方》）。

（4）蜜制　切用蜜拌干饭上蒸三日（宋·《圣济总录》）；锉用蜜水浸透、蜜水炒锉用（元·《活幼心书》）；锉，蜜拌，甑上蒸（明·《普济方》）；锉片，蜜水炒过（明·《证治准绳》）。

（5）米泔水制　去芦，米泔浸一宿焙干用（元·《汤液本草》）；入药芦苗去尽，泔渍洗，米泔浸一宿，焙干（明·《本草蒙筌》）；米泔浸一宿，焙干，竹筛齐用（明·《证治准绳》）；米泔浸，去芦，蒸（明·《醒斋》）。

（6）酒炙　去芦头，切碎，酒炒金黄色（明·《普济方》）。

（7）麸炒　去芦，麸炒（明·《奇效良方》）。

（8）醋制　醋炒（明·《奇效良方》）。

（二）现代炮制方法

现代桔梗常用的炮制方法有修制、切制、炒制、蜜制等。炮制方法如下。

1. 净制与切制

（1）除去杂质，洗净，润透，切厚片，干燥（《中国药典》，2015）。

（2）除去杂质，洗净，润透，切薄片，干燥（《全国中药炮制规范》，1988；《浙江省中药饮片炮制规范》，2015）。

（3）取原药材，除去杂质，洗净，稍浸，取出，闷润8～12小时，至内外湿度一致，切薄片，干燥，筛去碎屑（《北京中药饮片炮制规范》，2008）。

2. 炮炙

（1）炒桔梗　取桔梗饮片，照清炒法炒至表面微黄色，微具焦斑时，取出，摊凉《浙江省中药饮片炮制规范》，2015）。

（2）蜜桔梗

①先将蜂蜜置锅内，加热至沸，倒入桔梗片用文火炒至片面呈黄色，不粘手为度，取出，放凉。每500g桔梗片用炼熟蜂蜜120g（《青海省中药饮片炮制规范》）。

②桔梗片，按蜜炙法炒至片面呈黄色，不粘手（《河南省中药饮片炮制规范》，2005）。

③取桔梗饮片，按蜜炙法炒至不粘手时，取出，摊凉。每桔梗100kg，用炼蜜15～25kg（《浙江省中药饮片炮制规范》，2015）。

（三）炮制研究概况

刘汉珍等采用重量法对生品桔梗、烘品桔梗及其传统炮制品的桔梗总皂苷粗品含量进行测量，结果各种炮制品的桔梗总皂苷粗品含量均比生品高，尤其以浓度20%蜜制品中桔梗总皂苷粗品含量最高。王正益等采用正交试验法，对桔梗在炒制和烘制条件下，其有效成分桔梗总皂苷的浸出率和桔梗的各炮制品的收得率进行测定。结果认为烘制较好，90℃下烘45分钟为桔梗烘法的最佳炮制条件。罗学伦采用重量法分别对生桔梗、酒制桔梗、姜制桔梗、蜜制桔梗、醋制桔梗及炒桔梗进行比较，结果显示各种炮制品的皂苷含量均比生品高，尤以蜜制的皂苷含量最高。王正益等选择蜂蜜用量、烘制温度、烘制时间三个主要影响因素，用$L_9(3^4)$正交设计，以总皂苷含量为指标，对蜜制桔梗的炮制工艺进行了研究。另外还比较了生品、信阳生品、传统方法蜜水拌炒样品及前一年所炮制的炒黄（老、中、嫩）与蜜炙（老、中、嫩）六个样品的总皂苷含量，从而得到了蜜制桔梗饮片最佳炮制工艺加蜜量为25kg/100kg，烘制温度为80℃，烘制时间1.5小时。

三、药典标准

（一）桔梗

桔梗（Platycodon Radix）为桔梗科植物桔梗*Platycodon grandiflorum*（Jacq.）A. DC.的干燥根。春、秋二季采挖，洗净，除去须根，趁鲜剥去外皮或不去外皮，干燥。

1. 性状

呈圆柱形或略呈纺锤形，下部渐细，有的有分枝，略扭曲，长7～20cm，直径0.7～2cm。表面淡黄白色至黄色，不去外皮者表面黄棕色至灰棕色，具纵扭皱沟，并有横长的皮孔样斑痕及支根痕，上部有横纹。有的顶端有较短的根茎或不明显，其上有数个半月形茎痕。质脆，断面不平坦，形成层环棕色，皮部黄白色，有裂隙，木部淡黄色。气微，味微甜后苦（图5-1和图5-2）。

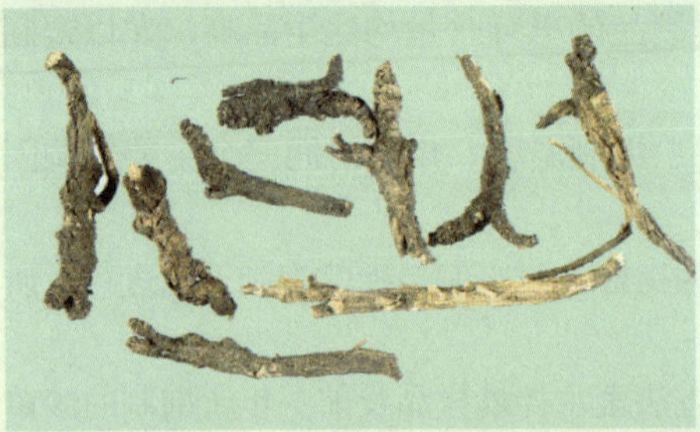

图5-1　桔梗药材（带外皮）

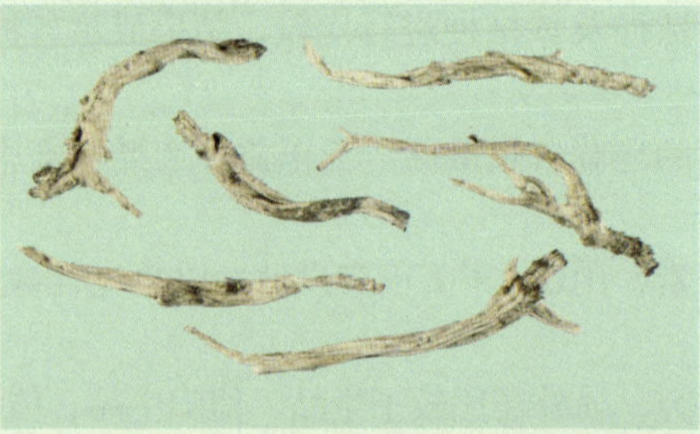

图5-2　桔梗药材（去外皮）

2. 鉴别

（1）横切面　木栓细胞有时残存，不去外皮者有木栓层，细胞中含草酸钙小棱晶。栓内层窄。韧皮部乳管群散在，乳管壁略厚，内含微细颗粒状黄棕色物。形成层成环。木质部导管单个散在或数个相聚，呈放射状排列。薄壁细胞含菊糖。

（2）取本品，切片，用稀甘油装片，置显微镜下观察，可见扇形或类圆形的菊糖结晶。

（3）薄层色谱鉴别　取本品粉末1g，加7%硫酸乙醇-水（1∶3）混合溶液20ml，加热回流3小时，放冷，用三氯甲烷振摇提取2次，每次20ml，合并三氯甲烷液，加水洗涤2次，每次30ml，弃去洗液，三氯甲烷液用无水硫酸钠脱水，滤过，滤液蒸干，残渣加甲醇1ml使溶解，作为供试品溶液。另取桔梗对照药材1g，同法制成对照药材溶液。照薄层色谱法（通则0502）试验，吸取上述两种溶液各10μl，分别点于同一硅胶G薄层板上，以三氯甲烷-乙醚（2∶1）为展开剂，展开，取出，晾干，喷以10%硫酸乙醇溶液，在105℃加热至斑点显色清晰。供试品色谱中，在与对照药材色谱相应的位置上，显相同颜色的斑点。

3. 检查

（1）水分　不得过15.0%（通则0832第二法）。操作方法如下：测定用的供试品，一般先破碎成直径不超过3mm的颗粒或碎片；直径和长度在3mm以下的可不破碎。取供试品2～5g，平铺于干燥至恒重的扁形称量瓶中，厚度不超过5mm；疏松供试品不超过10mm；精密称定，打开瓶盖在100～105℃干燥5小时，将瓶盖盖好，移置干燥器中，冷却30分钟，精密称定，再在上述温度干燥1小时，冷却，称重，至连续两次称重的差异不超过5mg为止。根据减失的重量，计算供试品中含水量（%）。

（2）总灰分　不得过6.0%（通则2302）。操作方法如下：测定用的供试品须粉碎，使能通过二号筛，混合均匀后，取供试品2～3g，置炽灼至恒重的坩埚中，称定重量（准确至0.01g），缓缓炽热，注意避免燃烧，至完全炭化时，逐渐升高温度至500～600℃，使完全灰化并至恒重。根据残渣重量，计算供试品中总灰分的含量（%）。如供试品不易灰化，可将坩埚放冷，加热水或10%硝酸铁溶液2ml，使残渣湿润，然后置水浴上蒸干，残渣照前法炽灼，至坩埚内容物完全灰化。

4. 浸出物

照醇溶性浸出物测定法（通则2201）项下的热浸法测定，用乙醇作溶剂，不得少于17.0%。

操作法如下：测定用的供试品需粉碎，使能通过二号筛，并混合均匀。采用热浸法，取供试品约2～4g，精密称定，置100～250ml的锥形瓶中，精密加乙醇50～100ml，密塞，称定重量，静置1小时后，连接回流冷凝管，加热至沸腾，并保持微沸1小时。放冷后，取下锥形瓶，密塞，再称定重量，用乙醇补足减失的重量，摇匀，用干燥滤器滤过，精密量取滤液25ml，置已干燥至恒重的蒸发皿中、在水浴上蒸干后，于105℃干燥3小时，置干燥器中冷却30分钟，迅速精密称定重量。除另有规定外，以干燥品计算供试品中醇溶性浸出物的含量（%）。

5. 含量测定

照高效液相色谱法（通则0512）测定。本品按干燥品计算，含桔梗皂苷D（$C_{57}H_{92}O_{28}$）不得少于0.10%。

（1）色谱条件与系统适用性试验　以十八烷基硅烷键合硅胶为填充剂；以乙腈–水（25∶75）为流动相；蒸发光散射检测器检测。理论板数按桔梗皂苷D峰计算应不低于3000。

（2）对照品溶液的制备　取桔梗皂苷D对照品适量，精密称定，加甲醇制成每1ml含0.5mg的溶液，即得。

（3）供试品溶液的制备　取本品粉末（过二号筛）约2g，精密称定，精密加入50%甲醇50ml，称定重量，超声处理（功率250W，频率40kHz）30分钟，放冷，再称定重量，用50%甲醇补足减失的重量，摇匀，滤过，精密量取续滤液25ml，置水浴上蒸干，残渣加水20ml，微热使溶解，用水饱和的正丁醇振摇提取3次，每次20ml，合并正丁醇液，用氨试液50ml洗涤，弃去氨液，再用正丁醇饱和的水50ml洗涤，弃去水液，正丁醇液蒸干，残渣加甲醇3ml使溶解，加硅胶0.5g拌匀，置水浴上蒸干，加于硅胶柱100～120目，10g，内径为2cm，用三氯甲烷-甲醇（9：1）混合溶液湿法装柱，以三氯甲烷-甲醇（9：1）混合溶液50ml洗脱，弃去洗脱液，再用三氯甲烷-甲醇-水（60：20：3）混合溶液100ml洗脱，弃去洗脱液，继用三氯甲烷-甲醇-水（60：29：6）混合溶液100ml洗脱，收集洗脱液，蒸干，残渣加甲醇溶解，转移至5ml量瓶中，加甲醇至刻度，摇匀，滤过，即得。

（4）测定法　分别精密吸取对照品溶液5μl、10μl，供试品溶液10～15μl，注入液相色谱仪，测定，用外标两点法对数方程计算，即得。

本品按干燥品计算，含桔梗皂苷D（$C_{57}H_{92}O_{28}$）不得少于0.10%。

（二）桔梗饮片

1．性状

呈椭圆形或不规则厚片。外皮多已除去或偶有残留。切面皮部黄白色，较窄；形成层环纹明显，棕色；木部宽，有较多裂隙。气微，味微甜后苦。

2. 检查

水分不得过12.0%（通则0832第二法）；总灰分不得过5.0%（通则2302）。

3. 鉴别、浸出物、含量测定

同药材（除横切面外）。

4. 性味与归经

苦、辛，平。归肺经。

5. 功能与主治

宣肺，利咽，祛痰，排脓。用于咳嗽痰多，胸闷不畅，咽痛音哑，肺痈吐脓。

6. 用法与用量

3～10g。

7. 贮藏

置通风干燥处，防蛀。

（三）主含桔梗的成方制剂

1. 桔梗冬花片

（1）处方　桔梗300g，款冬花37g，制远志63g，甘草20g。

（2）制法　以上四味，桔梗150g粉碎成细粉，剩余桔梗与款冬花、制远志、甘草加水煎煮三次，每次2小时，煎液滤过，合并滤液，静置，取上清液浓缩成稠膏，加入桔梗细粉，混匀，干燥，研细，制成颗粒，干燥，或加入硬脂酸镁适量，压制成1000片，包糖衣或薄膜衣，即得。

（3）性状　糖衣片或薄膜衣，除去包衣后显棕色至棕褐色；味微甜。

（4）鉴别　①取本品，置显微镜下观察：联结乳管直径14～25μm，含淡黄色颗粒状物（桔梗）。②取本品5片，除去包衣，研细，加乙醇30ml，加热回流1小时，放冷，滤过，滤液回收溶剂至干，残渣加水20ml使溶解，用水饱和的正丁醇振摇提取2次，每次20ml，合并正丁醇提取液，回收溶剂至干，残渣加甲醇1ml使溶解，作为供试品溶液。另取桔梗对照药材1g，加乙醇20ml，同法制成对照药材溶液，照薄层色谱法（通则0502）试验，吸取上述两种溶液各10μl，分别点于同一硅胶H薄层板上，以三氯甲烷-乙酸乙酯-甲酸（5：5：0.5）为展开剂，展开，取出，晾干，喷以10%磷钼酸乙醇溶液，在105℃加热至斑点显色清晰，日光下检视。供试品色谱中，在与对照药材色谱相应的位置上，显相同颜色的主斑点。

（5）正丁醇浸出物　取本品30片，除去包衣，精密称定，研细，取适量（约10片的重量），精密称定，置具塞锥形瓶中，精密加入甲醇100ml，称定重量，加热回流提取1小时，放冷，再称定重量，用甲醇补足减失的重量，滤过，精密量取续滤液50ml，回收溶剂至干，残渣加水30ml使溶解，用乙醚振摇提取3次，弃去乙醚液，再用水饱和的正丁醇振摇提取3次，每次30ml，合并正丁醇提取液，置已干燥至恒重的蒸发皿中，蒸干，在105℃干燥3小时，移置干燥器中，冷却30分钟，迅速精密称定重量，计算，即得。

本品每片含正丁醇浸出物不得少于8.0mg。

（6）含量测定　照高效液相色谱法（通则0512）测定，本品每片含桔梗以桔梗皂苷D（$C_{57}H_{92}O_{28}$）计，不得少于0.22mg。

①色谱条件与系统适用性试验：以十八烷基硅烷键合硅胶为填充剂；以乙腈–水（26∶74）为流动相；蒸发光散射检测器检测。理论板数按桔梗皂苷D峰计算应不低于3000。

②对照品溶液的制备：取桔梗皂苷D对照品适量，精密称定，加甲醇制成每1ml含0.5mg的溶液，即得。

③供试品溶液的制备：取本品20片，除去包衣，精密称定，研细，取约2g，精密称定，置具塞锥形瓶中，精密加入50%甲醇50ml，称定重量，超声处理（功率250W，频率40kHz）30分钟，放冷，用50%甲醇补足减失的重量，摇匀，滤过，精密量取续滤液25ml，回收溶剂至干，残渣加水20ml使溶解，用水饱和的正丁醇振摇提取3次，每次20ml，合并正丁醇提取液，用氨试液50ml洗涤，弃去氨液，正丁醇液回收溶剂至干，残渣加甲醇溶解，转移至5ml量瓶中，加甲醇至刻度，摇匀，滤过，取续滤液，即得。

④测定法：精密吸取对照品溶液5μl、10μl，供试品溶液各10～15μl，注入

液相色谱仪，测定，用外标两点法对数方程计算，即得。

另外，照高效液相色谱法（通则0512）测定，本品每片含甘草以甘草酸（$C_{42}H_{62}O_{12}$）计，不得少于0.30mg。具体测定法略。

（7）功能与主治　止咳祛痰。用于痰浊阻肺所致的咳嗽痰多；支气管炎见上述证候者。

（8）规格、用法与用量　薄膜衣片，每片重0.25g。口服。一次6～8片，一日3次。

（9）贮藏　密封。

2.可待因桔梗片（Codeine Phosphate and Platycodon Tablets）

镇咳祛痰药，每片含磷酸可待因（$C_{18}H_{21}NO_3 \cdot H_3PO_4 \cdot 3/2H_2O$）应为10.8～13.2mg；含桔梗皂苷应不少于9mg。

（1）处方　桔梗流浸膏50g、磷酸可待因（$C_{18}H_{21}NO_3 \cdot H_3PO_4 \cdot 3/2H_2O$）12g、辅料适量，制成1000片。

（2）性状　浅棕色片或薄膜衣片，除去包衣后显浅棕色。

（3）鉴别　取本品的细粉约1g，加水10ml溶解，滤过，滤液做下列①、②试验。

①取滤液1ml加水至10ml，振摇时产生持续性微细泡沫。

②取滤液5滴于2ml冰醋酸中，缓缓加入硫酸0.5ml，界面处呈红色至红褐色。

③取本品的细粉约0.5g，加水5ml，摇匀，加氨水1ml，用三氯甲烷10ml振摇提取1次，三氯甲烷层加水2ml洗涤1次，水浴蒸干三氯甲烷，残渣加含亚硒酸2.5mg的硫酸0.5ml，应立即显绿色，渐变为蓝色。

④取本品的细粉约1g，加水10ml使溶解，滤过，滤液置分液漏斗中，用乙酸乙酯提取2次，每次20ml，合并乙酸乙酯液，蒸干，残渣加无水乙醇2ml使溶解，作为供试品溶液；另取桔梗对照药材2g，加乙醇10ml，浸渍24小时，滤过，滤液同法制成对照药材溶液。照薄层色谱法（通则0502）试验，吸取上述两种溶液各2μl，分别点于同一硅胶G薄层板上，以乙酸乙酯-甲醇-水（14∶3∶3）为展开剂，展开，晾干，置紫外光灯（365nm）下检视。供试品溶液色谱图中在与对照药材溶液色谱图相应的位置上，显相同颜色的荧光斑点。

（4）含量测定

①磷酸可待因：照高效液相色谱法（通则0512）测定。

②桔梗皂苷：取本品20片，精密称定，研细；精密称取约10片量，置磨口锥形瓶中，精密加水20ml，密塞，超声15分钟。滤过，取续滤液4.0ml，置分液漏斗中，加氨水1滴，摇匀，用三氯甲烷提取2次，每次15分钟，弃去三氯甲烷液，水层用水饱和的正丁醇提取5次，每次15ml，合并正丁醇液，放置20分钟，经垫有脱脂棉的玻璃漏斗滤至已恒重的磨口锥形瓶中，置水浴90℃减压蒸

干后，在100℃减压干燥2小时，称重，计算桔梗皂苷的含量。本品每片含桔梗皂苷应不少于9mg。

（5）贮藏 密封保存。

四、质量评价

（一）种植资源研究

1. 国内桔梗种质资源研究现状

药用植物大部分为野生状态，是在自然环境中形成的混杂群体。桔梗为药食兼用的中药材，也是如此。很长一段时期以来，桔梗的生产多以粗放生产经营为主，处于半野生状态。目前，大面积栽培桔梗逐步代替野生桔梗药材而入药。桔梗的品质、有效成分以及安全性问题一直备受关注。药材的质量和品质除受自身的遗传因素影响之外，栽培模式也起到了至关重要的作用。

通过对长白山区野生桔梗资源调查发现，该地区野生桔梗零星分布，部分野生桔梗种群已处于濒危状态，桔梗野生资源保护和种群生态恢复已迫在眉睫。国内有报道的桔梗品种开花颜色分为紫色、白色、黄色、粉红色和浅绿色5种。东北区种植的品种多以白花为主，其植株株高较矮，分枝较多，地下根粗大。

20世纪初，温学森发现了桔梗的一个新的变种，即重瓣桔梗。这种变种与原种的区别在于花重瓣，花柱裂片畸形或正常。吉林、安徽以及山东等地均有从野生桔梗选育新品种的报道，利用纯化与系统选择方法育成了3个新品种，分别是安徽太和县育出食用桔梗新品种“太桔1号”，吉林人工驯化的野生桔梗优良品种“九桔兰花”，山东省农科院原子能所育成“鲁梗2号”。中国药科大学高山林等通过诱导的方式得到桔梗四倍体株系，由于大田成活率低的难题没有得到解决，尚未见栽培报道，但这为桔梗新品种培育奠定了种质资源的基础。魏建和等利用雄性不育系育成桔梗新品种“中梗1号”“中梗2号”和“中梗3号”，以及选育出桔梗新品种“中梗白花1号”和“中梗粉花1号”。高文远等从紫花桔梗中筛选出2种不同类型的桔梗品种，一种是直立型桔梗，这种桔梗植株茎直，分枝较多，光合作用强；另一种是倒伏型桔梗，这种桔梗分枝少，容易倒伏，但其蔗糖和果糖含量较高，适合作为食品原料来加工使用。研究表明直立型桔梗的综合性状较好，适宜推广，而倒伏型桔梗的某些具体性状较直立型桔梗好，应当作为种质资源加以保存。

对25份桔梗种质资源的总皂苷含量的测定结果表明：桔梗种质资源间总皂苷含量差异较大，总皂苷含量高的日本美里紫等种质资源可直接利用或作为药用桔梗新品种选育的原始材料；总皂苷含量低的朝鲜白花1、朝鲜白花2、韩国蔬用白花等可作为蔬用桔梗新品种选育的原始材料。

2. 国外桔梗种质资源的创新与应用

在国外主要将桔梗作为一种观赏植物，大量用于鲜切花。作为观赏和切花，国外培育了10余个桔梗新品种。韩国学者曾将花色为白色的桔梗作为一个新品种。也有学者从野生紫花桔梗后代中筛选获得1个淡红色桔梗品系，主要用于观赏；2004年有学者采用系统选育的方法育成了1个新品种并命名为“Jangbeak”，其花为白色，皂苷量高、产量高，对环境适应性较强。目前作为切花使用的品种主要有“Mariesii”“Sentimental Blue”“Hime Murasaki”“Midget White”“Midget Blue”“Hakone Blue”等。

3. 桔梗种质资源质量评价研究

桔梗的种质资源比较及质量评价方面的研究较少。聂盛贤等对四川与其他产区桔梗总皂苷含量进行比较，通过分析川产桔梗与南、北桔梗总皂苷含量，发现川产桔梗的质量与南、北桔梗的质量无显著差异；且一年生桔梗总皂苷含量明显低于二年生桔梗。芦金清等对湖北产栽培桔梗与野生桔梗的质量进行了比较，结果表明：湖北栽培桔梗与野生桔梗在外观性状及主要化学成分上并无差异，TLC色谱相似；野生品总皂苷含量低于栽培品桔梗；不同生长年限的桔梗，英山桔梗一年生总皂苷含量较高，广水桔梗一年生总皂苷含量明显低于二年生桔梗；湖北产桔梗三年生桔梗总皂苷含量均低于一年生和二年生桔梗。

龙绮群对不同产地居群的栽培桔梗的总皂苷含量进行薄层层析检测，发现家种桔梗与野生品总皂苷成分一致，而二年生家种桔梗较野生品总皂苷含量高。国外学者采用HPLC法检测来自中国、韩国、日本的桔梗皂苷A、C、D的含量，证明不同来源桔梗皂苷A、C、D含量比例存在差异。彭向东等认为桔梗四倍体株系，具有多倍体植株根、茎、叶的巨型性，并获得桔梗皂苷D含量高的四倍体株系。

何亚维等分别对桔梗茎、叶、花、果、根中的总糖、可溶性糖及皂苷的含量进行了测定，发现根中总糖含量最高，而可溶性糖及皂苷含量均以花中为最高，且药理活性也最强，因此建议考虑将花作为新药源。

4. 生物技术在桔梗种质资源创新中的应用

（1）分子标记在桔梗种质资源研究中的应用　魏建和等采用Random Amplified Polymorphic DNA（RAPD）方法分析了不同来源的92个桔梗样品的遗传特性，深入了解桔梗栽培种质与野生种质之间的遗传背景，结果显示：目前栽培桔梗种质资源是混杂的，纯系材料遗传背景均一，不同栽培产区桔梗种质已出现明显遗传分化。这为桔梗遗传育种、种质资源的创新及道地药材研究提供依据。

同样，严一字等也利用RAPD-PCR方法，对取自中国以及日本、韩国和朝鲜等东亚地区的24个桔梗种质资源进行遗传变异和遗传关系分析。经过实验得出桔梗RAPD扩增反应的优化体系为：在20μl PCR反应体积中，模板DNA 20ng，dNTP 150μmol/L，引物0.3μmol/L，Mg^{2+}为2.0mmol/L，TaqDNA聚合酶1Unit，10×Buffer 2.0μl。对桔梗种质资源的RAPD分析结果表明：虽然两次扩增所用的引物和种质资源材料有所差异，但结果却很相似。两次RAPD聚类分析分别将供试材料分为7个和8个类群，而且都表现出来自同一国家的种质资源聚在同一类群的特点，今后可作为鉴别桔梗种质资源的参考依据。另外，引物OPG 02在检测的紫花桔梗个体中均能扩增出一条580bp左右的特异带，而在白花桔梗中则没有，表明该RAPD标记具有紫花桔梗特异性，可用于鉴别紫花桔梗和白花桔梗。

（2）基于ITS2序列的中药材桔梗种子DNA条形码鉴定　DNA条形码分子鉴定法是利用基因组中一段公认的、相对较短的DNA序列来进行物种鉴定一种分子生物学技术，是传统形态鉴别方法的有效补充，已广泛用于中药材（包括药材及部分药材饮片）及基原物种的鉴定，特别是名贵珍稀濒危中药的鉴定，如冬虫夏草、石斛等。陈士林等建立全球中药材DNA条形码数据库，已涵盖中国、日本、韩国、印度、欧盟、美国等六国药典的几乎所有草药品种，将中草药鉴定从形态鉴定发展到DNA鉴定水平，被称为中草药鉴定的文艺复兴。某研究将DNA条形码技术与二维码（QR Code）技术相结合，建立中药材二维DNA条形码流通监管体系，实现对中药材流通的数字化监管。

不同群体来源或同一群体来源桔梗种子形态特征存在较大差异，识别困难。通过单粒桔梗种子（约1mg）的DNA提取、PCR扩增和序列测定发现同一群体内5份样品种子ITS2序列存在差异；因此DNA条形码分子鉴定法可以对中药材桔梗种子进行真伪鉴定，同时为中药材种质资源鉴定提供了新方法，为中药材种子质量标准的建立提供依据。DNA条形码可以保障桔梗种植的种源可靠性，并进一步尝试扩展DNA条形码分子鉴定法的适用范围，建立基于DNA条形码技术的桔梗种子鉴定方法具有重要意义。

（3）组织培养技术在桔梗种质资源研究中的应用　迄今为止很多学者从基本培养基、激素种类和配比、外植体类型等不同的方面进行了桔梗组织培养研究，为桔梗育种研究奠定基础。

①基本培养基方面：很多学者都以MS为基本培养基，而吴京姬等认为，以叶片为外植体、在N_6基本培养基上的培养效果明显好于MS培养基。

②激素种类和配比方面：用于桔梗组织培养的激素种类有2，4–D、6–BA、NAA或IAA，但不同学者所用激素种类和浓度有所不同。舒娈等认为2，4–D诱导愈伤组织效果好，在MS + 2，4–D 0.2mg/L培养基中易产生愈伤组织，但出现愈伤组织较慢，且愈伤组织无法再分化。吴京姬等认为2，4–D浓度对桔梗组织培养的影响较大，低浓度2，4–D的培养效果明显好于高浓度的2，4–D，而以NAA或IAA来代替2，4–D，能够进一步提高桔梗组织培养的效率。李玉芬等发现，最佳愈伤组织诱导培养基为MS+6–BA 1mg/L+NAA 0.5mg/L；最佳幼苗分化培养基为MS+2，4–D 0.2mg/L + 6–BA 1mg/L+NAA 0.2mg/L。朱玉灵等认为茎尖、茎段、叶片诱导和分化的最佳培养基分别为MS+6–

BA 0.8mg/L+NAA 0.2mg/L，MS+6–BA 3mg/L+NAA 0.1mg/L和MS+6–BA 0.1mg/L+NAA 0.05mg/L，外植体和激素浓度之间存在互作。杨耀文等用上胚轴作为外植体，进行桔梗组织培养研究，结果表明：用MS+2，4–D 0.2mg/L培养基一步分化出苗；用MS+6–BA 0.5mg/L+NAA 0.05mg/L培养基增殖，增殖率5%～7%；用1/2MS+NAA 0.5mg/L+IAA 0.1mg/L生根培养基能迅速生根，生根率100%，组培苗移栽后成活率高。左艇以桔梗的茎、叶为外植体，通过组织培养方法诱导丛生芽，结果表明：MS+6–BA 1.0mg/L+NAA 0.5mg/L能较好地诱导桔梗茎段和叶片产生丛生芽，诱导率分别达100%和83.3%。张凤生等以桔梗的种子获得无菌苗，取无菌苗的带节茎段为外植体进行组织培养研究，成功建立了桔梗的组培快繁体系。

③接种的外植体方面：李玉芬等以根、茎、叶为外植体；朱玉灵等以茎尖、茎段、叶片为外植体；杨耀文等以上胚轴作为外植体；李晶等以叶片和茎段为外植体；向邓云以下胚轴、茎尖、茎段和根尖为外植体，分别成功地诱导愈伤组织并获得了分化苗，但不同外植体诱导和分化频率有所不同。吴京姬等认为，以无菌苗的叶片为外植体的培养效果明显好于其他外植体。此外，陈庆亮等还以桔梗雄性不育系为材料，对其组培快繁技术进行研究，结果表明，带腋芽的幼嫩茎段以组培快繁技术保存、扩繁桔梗雄性不育系是可行的。

（4）毛状根在桔梗种质资源研究中的应用　韩国学者对桔梗毛状根的诱导

和培养做了研究，发现经农杆菌转导生成的毛状根中多炔类化合物的量比正常根中高出许多。日本学者通过土壤农杆菌克隆了与桔梗植株侏儒化和生根有关的基因，并发现这些基因与*Agrobacterium* A4的基因组A、B、C和D具有高度的同源性。PCR技术合成了嵌于植物染色体上用于检测这些基因的寡核苷酸引物，用发根农杆菌PRi9402对桔梗进行感染，可获得发状根及其再生植株，筛选出一个增殖率高的发状根无性系（P9C3）和具有优良农艺性状的再生植株。获得的再生植株在转化根的生长速度、不定芽的时间、部位、数量、分化能力以及转化植株的形态上表现一定的多样性。转化体多样性原因可能是由于T-DNA整合片段的多样性和植物基因型的异质性造成的。

（5）桔梗同源四倍体育种及其基因组DNA甲基化差异分析　多倍体是指含有三套或三套以上完整染色体组的生物体。由于多倍体将一个或多个整套染色体累加到基因组上，对生物体的基因组产生了一定冲击，这种“基因组冲击”使生物体的新陈代谢和基因调控等发生改变，从而使植株的形态器官、生理指标、遗传特性等产生变异，这些变异会增强植株的生态适应性和对环境的抗逆性，降低蒸腾作用，提高光合效率等，对植株的生物量和某些次生代谢产物含量及品质有促进作用。因此多倍体植物具有更大的生存潜能和更强的选择优势。

研究表明，多倍化不仅能导致植物的基因组结构改变、碱基序列消除、转座子激活等，还能影响表观遗传调控模式。表观遗传变异是指不改变DNA碱基序的一种可遗传的基因表达变化，包括DNA甲基化修饰、组蛋白的各种修饰等，其中DNA甲基化修饰是研究多倍体表观遗传变异的最佳途径之一。DNA甲基化能在分子水平上对基因的表达进行调控，保护基因组结构的完整性，并控制冗余基因的表达，保持多倍体植物基因组的稳定性。多倍化能够诱导DNA甲基化的改变，而DNA甲基化又在基因组调控和基因表达上起到一个枢纽的作用，因而用甲基化敏感扩增多态性技术（MSAP）研究不同倍性植株基因组DNA甲基化的表达水平及模式变化，在一定程度上对解释多倍体植株出现的新的表型具有重要的意义。

为探究桔梗同源四倍体与二倍体试管苗外观形态差异的表观遗传变化，先将桔梗二倍体不定芽用不同浓度的秋水仙素（加0.02g/ml二甲亚砜）混合液浸泡后进行组织培养，并通过流式细胞仪和根尖染色体鉴定相结合的方法鉴定倍性。在获得桔梗同源四倍体的基础上，采用甲基化敏感扩增多态性（methylation sensitive amplified polymorphism，MSAP）技术探究二倍体与四倍体植株之间的DNA甲基化水平及其模式变化。结果表明，0.2%的秋水仙素（加0.02g/ml二甲亚砜）混合液处理桔梗不定芽12小时是诱导桔梗同源四倍体的最适条件，其诱导率达到32.0%，四倍体与二倍体植株在外观形态上存在明显差异，经过DNA甲基化差异分析，20对引物扩增的1586条带中二倍体有764条，四倍体有822条。二倍体总甲基化率、全甲基化率和半甲基化率分别为92.15%、61.52%、30.65%，而四倍体为86.13%、54.38%、31.75%，与二倍体相比，其同源四倍体总甲基化率降低6.02%，全甲基化率降低7.14%，而半甲基化率升高1.6%，说明染色体加倍后其DNA表观遗传模式发生了变化。

（6）桔梗太空育种技术　1992年开始，我国开展了药用植物航天育种研究。桔梗种子卫星搭载后，SP_1植株叶片组织结构未见变化，但搭载后细胞核、叶绿体等超微结构、形态指标、过氧化物酶和蛋白质等方面有所变化。SP_1代桔梗成株率、株高、结实率、单株分枝数、花蕾数和单株种子质量明显低于对照，开花期延迟10～12天。这表明药用植物的种子经太空飞行后确能产生一定程度的变异。

选用X射线荧光光谱法（XRF）、傅里叶变换红外光谱分析（FTIR）、粉末X射线衍射（PXRD）技术对我国独创的第4代太空诱变育种桔梗、地面组桔梗和桔梗对照品的元素种类和含量进行测定与分析。结果表明，太空组桔梗中Mn、Zn、Fe、Ca、Mg等元素比地面组明显提高；太空组桔梗已不含菊糖；与地面组相比，太空组桔梗更趋近于或优于对照品桔梗，太空组桔梗中多种元素指标得到了大幅度的提升和优化。

（7）AM真菌对桔梗生长和生理的影响　丛枝菌根（AM）真菌是陆地生态系统中关键微生物。它们参与了碳、氮、磷等多种元素的生物地球化学循环过程，能与90%以上的陆地植物形成互惠共生体。通过“生物地下交易”法则，植物和AM真菌进行着物质和能量的交换：植物将光合产物以碳源的形式输送给AM真菌。作为反馈，AM真菌为植物吸收更多的养分和水分等，以促进植物生长。此外，植物根据环境的变化，会“选择性”地放弃某些AM真菌伙伴，将光合产物分配给其他微生物，以促进土壤肥力的可持续性发展。因此，AM真菌群落不但可以表征土壤质量和健康，还可以敏锐地反映土壤生态系统的变化。

在一定条件下接种AM真菌，能够增强叶片光合作用，增加植物的碳素营养，促进植物生长，增加植物生物量或干重。植物碳素营养与AM真菌消耗植物糖类的水平有关。AM真菌可能引起植物生长的短期抑制，这可能是因为真菌的生长需要寄主植物为其提供糖类，碳以一些形式从寄主植物分配给真菌，植物生长因碳素的不足而受到抑制。但这种现象因双方的继续生长得到缓解，植物生产的糖类积累得到增加。因此，植物体内的碳素积累程度是与碳素在寄主植物和AM真菌之间流动平衡有关的。

盆栽条件下，试验了不同丛枝菌根（arbuscular mycorrhizal，AM）、真菌摩西球囊霉（*Glomus mosseae*）、根内球囊霉（*Glomus intraradices*）和混合菌种（*Glomus mosseae+Glomus intraradices*）对桔梗生长和部分生理指标的影响。结果表明，接种AM真菌60天后，桔梗接种混合菌种处理的侵染率最高达到38%；

供试AM真菌促进桔梗生长，接种混合菌种的桔梗地上鲜重比对照显著提高了61%（$P<0.05$）；接种处理的植株比对照花期提前、花量增大；接种处理还提高根系活力，其中，以混合菌种效果最佳，接种混合菌种的桔梗植株比对照提高153%；接种AM真菌提高了植物叶绿素总含量、可溶性蛋白和可溶性糖含量。*G. mosseae*与*G. intraradices*组成的混合菌剂在桔梗生产栽培中具有较大应用潜力。

（8）开花授粉生物学特性研究　在桔梗授粉方面，李今等认为桔梗有性繁殖主要依靠异花授粉，自花授粉结实率仅为1%，自由授粉结实率约为12%，但其花柱授粉率较高为77.5%，柱头上平均花粉量为5～16个，但主要来自自花花粉。魏建和等认为桔梗从柱头开裂2天至柱头萎蔫均可接受外来花粉，但前期结实率低，结实率为6.7%～33.3%；柱头5裂时授粉结实率60%～80%，为授粉适宜时期。授粉率、授粉量与结实率呈正相关。桔梗自然授粉结实较低的原因，目前认为与授粉率低、柱头上花粉量少有关。

（二）混伪品鉴别

桔梗药食兼用，近年来，野生资源采挖殆尽，人工种植普遍开展，四川绵阳地区的梓潼、巴中、中江、盐亭等县大面积种植桔梗，当地使用历史近百年，原植物亦为*platycodon grandiflorum*（Jacq）A. DC.，但其药材性状与东北所产略有不同，特点是芦头不明显，芦碗4个以下，有时具分枝，根表面淡黄白色至黄棕色，主要在本地销售药用，部分销东北做蔬菜。

安徽省是桔梗的主产区，尤其是淮北，桔梗栽培面积大，产量高。但是，栽培品种多为从东北引种的品种，作为食品，生长快，产量高，经济效益好；但作为药材应用，质量不及安徽当地品种。建议在发展桔梗的生产中，作为药用的桔梗，选用当地生产的品种，安排适合其生长的自然环境，模拟野生桔梗生长进行人工种植，以提高药用桔梗的质量，使道地药材的优势得以保持和发展。

近年来在河北、海南以及四川荷花池等市场中发现有混淆品充当桔梗药用，主要为石竹科或桔梗科沙参属的药材，在性状上有所差异。

1. 丝石竹（霞草）

为石竹科植物丝石竹*Gypsophila oldhamiana* Miq.的根，山东有栽培。

（1）性状鉴定　呈圆柱形或圆锥形，长短不一，直径0.5～3.5cm，表面棕黄白色或灰棕黄色（去栓皮者，呈黄白色，可见残留的棕色栓皮），有扭曲的纵沟纹，顶端有的具地上茎基痕，近跟头处有多数凸起的圆形支根痕及细环纹。体轻，质坚实，断面不平坦，有黄白色相间纹理。气微弱，味苦而辣。

（2）显微特征　木栓细胞10～25列，皮层较宽，韧皮部可见1～2轮外韧型维管束，形成层成环。木质部发达，射线较窄。断面有棕白相间的同心性异性构造，薄壁细胞中含有草酸钙簇晶和砂晶。

（3）理化鉴定　伪品的粉末加水溶解，振摇均无泡沫。

2. 瓦草

为石竹科植物粘毛女娄菜*Melandrium viscidulum*（Bur.et Fr.）Williams的干燥根。

（1）性状鉴定　呈长圆锥形，有时分枝，直径0.3～1.2cm，长约30cm，芦头明显，表面黄白色或棕黄色，具横形皮孔及纵皱。体重，质坚脆，易折断，断面不整齐，外轮皮层黄白色，木部淡黄色。气微，味苦、微辣。

（2）显微特征　韧皮部狭窄，木质部宽广，导管呈稀疏而不连续的放射状排列，草酸钙簇晶散在于各组织细胞中。

（3）理化鉴定　伪品的粉末加水溶解，振摇均无泡沫。

3. 长柱沙参等其他伪品

桔梗科沙参属植物长柱沙参*Adenophora stenanthina*（Ledeb.）Kitagawa的干燥根。呈圆锥形，上部膨大，下部渐细，长5～13cm，直径0.3～0.9cm。表面淡黄色至黄褐色，具扭曲的纵皱纹，有横长的皮孔样斑痕。断面松泡，有黄白色相间的裂隙，形成层不明显。气微，味淡，嚼之有豆腥味；同科同属植物轮叶沙参*A. tetraphylla*（Thumb.）Fisch及杏叶沙参*A. axilliflora* Borb的干燥根也有流通。

另外，在云南洱源县曾将西南蝇子草*Silence delavayi*（Franch.）Hand-Mazz. 的根做土桔梗。

舒皖庆等以紫外光谱法对桔梗及其伪品的甲醇和无水乙醇浸提液进行了鉴别分析，结果桔梗在282、268、253nm处各有一吸收峰，长柱沙参在269nm处有一最大吸收峰，而石头花在280nm处有最大吸收峰，可作为鉴别的依据。

李海鹰等对桔梗及其伪品霞草根进行了纸层析、二阶导数光谱和红外光谱鉴别，这些方法可将二者明显区分。

（三）紫花桔梗和白花桔梗的比较研究

植物分类学研究认为桔梗属在全世界仅1种1变种，变种为白花桔梗 *Plandicodon grandlflorum*（Jacq.）A. DC. var. *album* Hort.。白花桔梗主要食用，紫花桔梗大部分药用，也可食用。早年学者对白花桔梗进行了化学成分和药理作用的研究，从白花桔梗中分离得到桔梗皂苷D（platycodin D）、远志酸（polygalacic acid）和桔梗皂苷元（platycodigenin）等活性成分；药理试验证明白花桔梗总皂苷具有溶血、祛痰、镇咳、镇痛、抗炎及抗溃疡等作用。在验证白花桔梗是否同样具有紫花桔梗的主要药理作用的研究方面，证实二者均有明显祛痰、镇咳、镇痛作用。

近年来学者以紫花桔梗和白花桔梗为研究材料，从种质资源入手到有效成分的含量测定等方面展开了深入细致的对比研究工作。

1. 种子性状

种子性状上有明显差异；白花桔梗中除了个别种质资源之外，种子长度、宽度、厚度和千粒质量的平均值均小于紫花桔梗种质资源；在种子长度方面，朝鲜白花桔梗的种子较长。

2. 地上部分农艺性状

在地上部农艺性状中，除了白花桔梗种质资源的茎粗平均值大于紫花桔梗种质资源之外，株高、主茎叶数、分枝数、茎叶鲜重等均小于紫花桔梗种质资源的平均值。

3. 根部性状

在根部性状中，除根长平均值，白花桔梗与紫花桔梗无差异，根粗、侧根数、单根鲜重平均值均小于紫花桔梗，但差异不是很明显。

4. 生殖特性

某研究分析了白花桔梗和紫花桔梗2个群体的单花开花动态、开花物候指数和结实率，以及开花物候指数对桔梗生殖成功的影响。结果表明：桔梗花期为7月初至9月中下旬，桔梗开花一般历时35～47天，单株花期一般为26～31天，单花花期一般为5～7天。2个群体个体水平的开花振幅曲线呈单峰型曲线，并且开花同步指数较高，表现出一种集中开花式样。相关分析表明：白花桔梗中，坐果数与开花高峰期和花蕾数呈极显著正相关，紫花桔梗中坐果数与花蕾数呈极显著正相关。开花物候变异系数分析表明：2个群体在总花数、开花振幅、开花高峰期、终花期和结实率差异极显著，白花桔梗与紫花桔梗在同步性指数、花期持续时间、始花期和坐果数无显著性差异。

传粉是种子植物受精的必经阶段，对白花桔梗和紫花桔梗传粉生物学特性进行比较研究，发现白花桔梗与紫花桔梗只有花冠宽具有显著性差异，花冠长、子房宽、裂片长、裂片宽、裂深、雄蕊长和雌蕊长均无显著性差异；白花桔梗、紫花桔梗的平均单株花粉数分别为5.86×10^5个和5.05×10^5个，花粉/胚珠比值分别为2282.3和2195.1，两者均属于兼性异交；白花桔梗与紫花桔梗开花当天花粉活力均达到最大值，开花后第2天柱头可受性均达到最高，两者在花粉活力和柱头可受性上无明显差异；白花桔梗和紫花桔梗在风媒的作用下，传播花粉的距离分别为1.5m和0.8m；昆虫传粉最远距离分别为9.8m和6.5m。试验结果也为今后桔梗育种工作提供理论依据。

5. 有效成分含量

许传莲等应用RP–HPLC法测定不同产地桔梗皂苷D含量，结果显示，不同产地的桔梗中桔梗皂苷D含量存在差异；紫花桔梗皂苷含量（0.75%）高于白花桔梗（0.47%），品质优于白花桔梗。严一字等用超声法提取总皂苷，以桔梗皂苷D为标准品，用比色法测定3个不同采收时期的25份桔梗种质资源根的总皂苷含量。其中3次测定结果的平均值最高的是“美里紫”，为3.517%；最低的是“朝鲜白花1”，为2.499%；桔梗种质资源间总皂苷含量的差异较大，紫花桔梗的总皂苷含量高于白花桔梗；紫花桔梗种质资源之间总皂苷含量差异也比较大。

郑毅男等对比分析了白花桔梗和紫花桔梗中的氨基酸，测定出17种氨基酸，其中含有除色氨酸外的7种人体必需氨基酸，测定结果表明，紫花桔梗氨基酸的含量明显高于白花桔梗。

（四）质量控制研究

1. 桔梗皂苷的含量测定

（1）高效液相色谱法　近年来，液相色谱法被越来越多的应用到桔梗的质量评价中。彭向东等采用HPLC–ELSD法，以C_{18}（4.6mm×250mm，5μm）为色谱柱，乙腈–水（28：72）为流动相，流速每分钟0.7ml，柱温为室温，ELSD检测，飘移管温度111℃，载气（N_2）流速每分钟2.75ml，测定了8种不同来源的桔梗材料和20个四倍体株系桔梗皂苷D的含量。许传莲等用RP–HPLC法，以Microsorb C_{18}（4.6mm×250mm，5μm）为色谱柱，以乙腈–磷酸二氢钾（浓度0.02mol/L，pH 3.0）缓冲液（30：70）为流动相，流速每分钟0.7ml，柱温35℃，检测波长210nm，测定了不同产地桔梗中桔梗皂苷D的含量，测定结果表明，不同产地的桔梗中桔梗皂苷D含量有差异，平均在0.35%～0.88%之间变化。韩国学者采用RP–HPLC分离桔梗皂苷D，流动相为乙腈–水（30：70），以该法测得韩国国内桔梗根中的皂苷D含量为0.05%～0.09%。还有以Hypersil NH_2（4.4mm×200mm）为色谱柱，甲醇–异丙醇（38：62）为流动相，流速每分钟0.8ml，柱温为室温，检测波长210nm，测定不同采收期及不同部位桔梗中桔梗皂苷D的含量，结果表明秋季9～10月桔梗中桔梗皂苷D的含量最高，不同部位中以根部含量最高，根皮、茎、叶、花及果实中未检测到。

不同产地桔梗中总皂苷含量测定的结果表明：浙江、河北及四川所产桔梗含量较高（11.01%～12.02%），吉林栽培的白花桔梗含量较低（8.47%）；不同生长年限总皂苷测定结果表明，一年生根条细小，支根多，皂苷含量低（3.65%）；二年生秋季采挖个大、体重，总皂苷含量高（11.18%）；三年生的桔梗体积和重量均增大不多，总皂苷含量（11.25%）与二年生接近，故栽培品以二年生秋季采挖为佳。

日本学者将桔梗及桔梗汤提取物制剂先后经SEP-PAKC_{18}柱和SEP-PAKNH_2柱层析后，用TSK-GEL酞胺-80柱，以乙腈-水（82∶18）为洗脱液，在柱温60℃，流速每分钟1.0ml，检测波长为203nm的条件下，用HPLC测定了配伍桔梗中的汉方提取物制剂中的桔梗皂苷D的含量。用HPLC测定了日本市场上桔梗中桔梗皂苷A、C、D的比率分别为1∶2∶3和2∶8∶1，以日本产桔梗中三者的含量最高，平均含量达到28.43%，中国和韩国次之。原田正敏用HPLC法，以TSK-GEL 120A（5μm，4mm×150mm）为分析柱，以水-甲醇-十二烷基硫酸钠（5∶35∶0.5）为流动相，柱温55℃，检测波长206nm，流速每分钟1ml，定量分析桔梗皂苷D，结果表明，此法可测定难溶于正丁醇的皂苷，重现性良好。

（2）紫外分光光度法　桔梗皂苷类成分具有镇咳、化痰作用，因此文献报道常以桔梗总皂苷的含量作为桔梗质量的评价依据。

潘扬等用紫外分光光度法测定桔梗皂苷含量：以桔梗皂苷D为标准品，香草醛–硫酸系统为显色剂，在波长480nm处测定了不同采收期桔梗的总皂苷含量，结果表明采集桔梗的最佳时期为其营养生长盛期和末期。有报道以桔梗皂苷D为指标性成分，采用超声提取–香草醛比色法，在波长478nm处测定不同产地与不同年限桔梗药材中的总皂苷含量。结果表明，不同产地的桔梗以产于吉林的总皂苷含量最高；不同采收期的桔梗以春季返青期总皂苷含量最高；河南各产区的桔梗以桐柏野生品中总皂苷含量为高；不同加工方式的桔梗皂苷含量无显著差异。

杨壮等以桔梗皂苷D为对照品，以香草醛–高氯酸为显色剂，采用比色法测定了安徽和山东10批药材中桔梗总皂苷的含量，发现这10批药材中桔梗总皂苷的平均含量为2.08%。某研究对不同产地桔梗中总皂苷成分与桔梗质量的相关性进行了研究，结果表明总皂苷成分的分布呈不均衡状态，与产地、生长年限密切相关，根中段是药材最理想的入药部位，二年生药材最适宜入药。

此外，根据皂苷的溶血作用，设计以桔梗皂苷的溶血指数作为皂苷含量的测定指标；还有以薄层扫描法测定总皂苷含量的报道。

2. 桔梗中其他成分的含量测定研究

唐生永等 采用乙醇提取法，紫外分光光度法检测，大孔吸附树脂吸附为主的纯化法研究了桔梗中黄酮类物质的提取和纯化工艺，结果表明，样品桔梗中总黄酮含量大于2.87%，纯化后的纯度为76.77%，桔梗中总黄酮的含量较高，较易被提取纯化，可以作为提取黄酮的有效资源之一。

此外，丁长江等对桔梗中挥发油成分进行了分析，检测出75种化合物，鉴定了其中21种，占挥发油总含量的57.06%。挥发油中有44.495%为不饱和化合物，占被鉴定挥发油含量的77.98%。

对桔梗中糖类化合物的测定采用比色法，以磷钼酸试剂为显色剂，测定波长为740nm，对三年生栽培桔梗根、茎、叶、花、果的可溶性糖和总糖进行含量测定；实验结果表明根中总糖、多糖的含量最高，桔梗营养物质主要贮存在根部。

3. 指纹图谱研究

中药化学指纹图谱（Chinese herb medicine chemical fingerprints）是指某些中药材或中药制剂经适当处理后，采用一定的分析手段，得到的能够标示其化学特征的色谱图或光谱图。其在中药真伪鉴别，中药材、中成药质量控制方面有着广泛的用途。根据检测方式不同，又可以分为波（光）谱指纹图谱和色谱指纹图谱。“整体性”和“模糊性”是其两大显著特点。

目前，以指纹图谱作为中药材、中草药提取物等含有复杂混合物质群的整体质量控制方法，已广泛被国内外研究者所认可，成为国际共识之一。李喜凤等建立了河南省不同采收期桔梗样品HPLC指纹图谱。桔梗样品采自河南不同地区，10批为春季采收，10批为秋季采收。选用依利特Hypersil C_{18}（250mm×4.6mm，5μm）色谱柱，乙腈–0.05%磷酸水溶液为流动相梯度洗脱，流速每分钟0.5ml，柱温30℃，检测波长210nm。结果表明，秋季样品整体相似度高于春季，以秋季地上部分枯萎时采收为佳。

李文庭等建立了桔梗高效液相色谱–蒸发光散射检测器（HPLC–ELSD）指纹图谱的分析方法，研究了12批不同产地（山东泗水、浙江磐安、吉林通化、安徽太和）桔梗药材的质量。采用HPLC–ELSD，Welch Materials XB–C_{18}色谱柱（4.6mm×250mm，5μm），乙腈–0.1%甲酸溶液梯度洗脱，流速每分钟0.8ml，柱温30℃，ELSD检测器漂移管温度50℃，氮气流速每分钟1.2L；共找到16个共有峰，并指认了桔梗皂苷E、桔梗皂苷D_3和桔梗皂苷D色谱峰；方法具有良好的重复性和稳定性，为有效控制桔梗药材的质量提供了依据。

主成分分析法（Principal Component Analysis，PCA）是一种简化数据集的技术。PCA利用线性变换，把原多维数据（多个因素，成分等）投影到一个新的坐标系统中，使得任何数据投影的第一大方差在第一个坐标（称为第一主成分）上，第二大方差在第二个坐标（第二主成分）上，依此类推。主成分分析在减少数据集的维数的同时，保持原数据集各个因素对结果判断的影响。PCA在中药成分对中药真伪、生长年限、产地等判别上有着相当广泛的应用。桔梗作为多年生植物，其次生代谢产物与其生长年限密切相关。采集25批不同采收年限的桔梗药材，运用主成分分析方法探究不同采收年限桔梗中化学成分的差异。通过对特征图谱的主成分分析，55个特征成分中，桔梗皂苷D和4个未知成分的含量在不同年限桔梗间存在差异，且随着年限的增加，桔梗皂苷D含量有上升的趋势，这可作为区分不同生长年限的关键性指标成分。

石俊英等采用蛋白质电泳技术建立不同产地桔梗药材的聚丙烯酰胺凝胶电泳（PAGE）指纹图谱鉴别方法，进行蛋白质（Pro）、过氧化物酶同工酶（POD）、酯酶同工酶（EST）PAGE指纹图谱分析。不同产地桔梗的Pro-PAGE图谱差异极小；POD- PAGE与EST-PAGE图谱在谱带分布及数量上均具有显著性差异，分别具有各自的鉴别谱带，可作为鉴别不同产地桔梗的有效方法。

影响桔梗体内多种成分积累的因素较多，可能是多种生态因子，如温度、土壤等协同作用的结果。在该研究基础上加大收集代表性桔梗样品，采用质谱等多种方法，进一步对桔梗体内代谢产物成分筛选，并结合药效、分子生物学等方面进行综合比较研究，有利于完善桔梗质量评价体系。

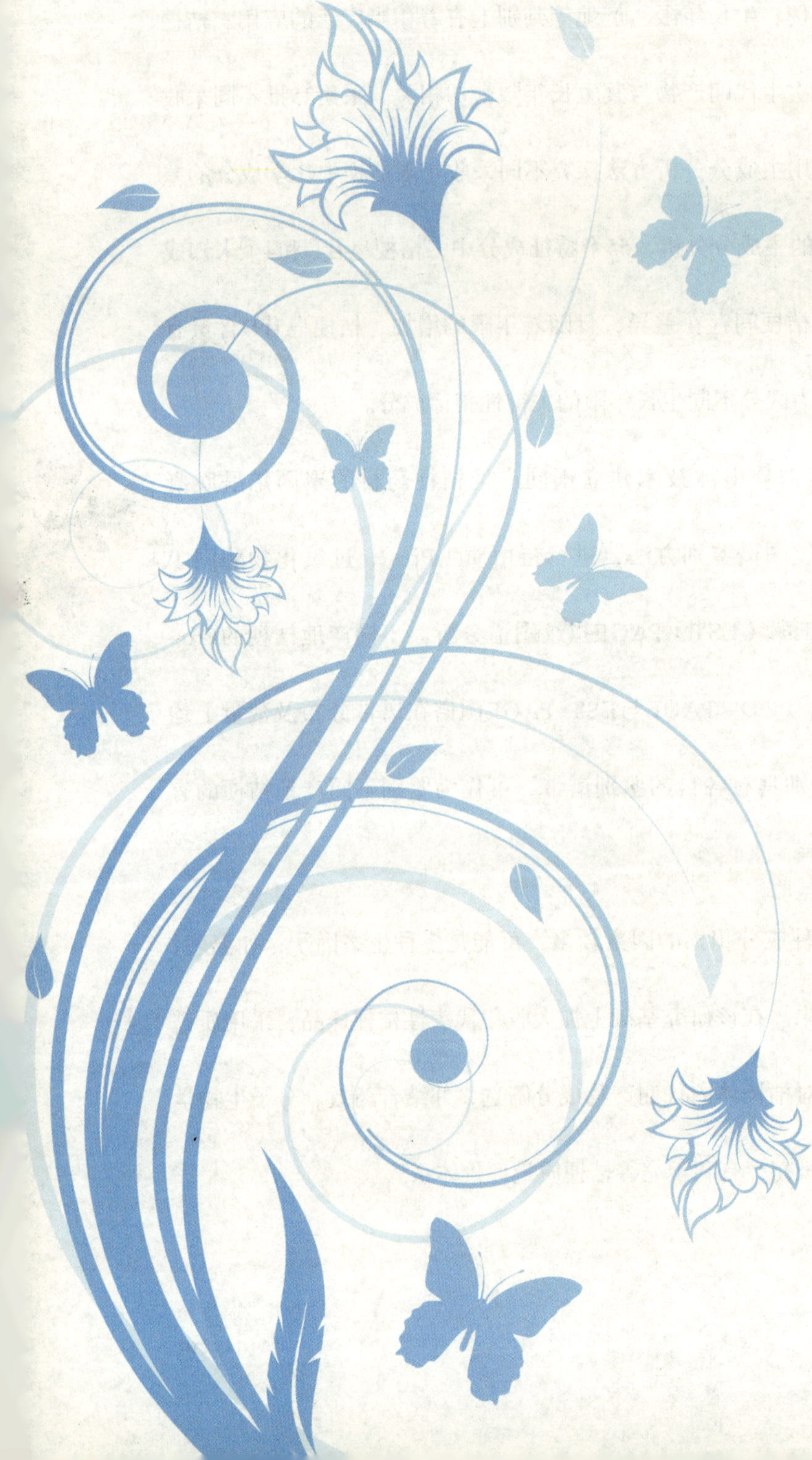

第6章

桔梗现代研究与应用

一、化学成分

20世纪40年代，日本学者率先对桔梗的化学成分开展了研究，随后的研究多集中在桔梗根的药用成分分析，鲜有对桔梗种子、花及茎叶等器官的化学成分研究。目前研究表明，桔梗含有齐墩果酸型五环三萜皂苷、黄酮、多糖、聚炔、甾体、酚酸、脂肪酸、无机元素、氨基酸、维生素及挥发油等类型的化合物，其中三萜皂苷是其主要的药理活性成分。综合之前的研究，桔梗的主要化学成分如下。

1. 皂苷类

20世纪60年代末期，秋山等对桔梗皂苷的苷元进行研究，先后获得5种苷元，即桔梗皂苷元、远志酸及微量苷元桔梗酸A、B、C，并确认主要皂苷元是桔梗皂苷元及远志酸。日本学者通过酸水解、甲基化，从桔梗中分离到4种桔梗皂苷元的甲基酯，这些皂苷元是桔梗皂苷元、远志酸、桔梗酸A及桔梗酸A内酯。从桔梗中还分离得到了另2个苷元：桔梗酸B和桔梗酸C。

桔梗的皂苷类成分均属于12–烯–齐墩果烷型五环三萜衍生物（表6–1），通常在3位和28位连糖形成双糖链皂苷。糖基主要有D–葡萄糖、L–阿拉伯糖、L–鼠李糖、L–木糖和L–芹糖及其衍生物。

依据苷元母核的结构变化规律，可将桔梗皂苷分成3类，即①桔梗酸

（platycodic acid）类：结构特点是碳24位基团均为—CH_2OH，即桔梗皂苷元（platycodigenin）。由该苷元衍生出的皂苷有15种，母核为A型。②桔梗二酸（platycogenic acid）类：结构特点是碳24位为—COOH，包括2个苷元：桔梗二酸A（platycogenic acid A）和桔梗二酸B（platycogenic acid B），由该苷元衍生出6种皂苷，母核为B、C、D型。③远志酸（polygalacic acid）类：结构特点是碳24位为—CH_3，即远志酸（polygalacic acid）。属于该类型的有14种，母核为E型。

表6-1　桔梗中的皂苷类化合物

NO.	化合物	骨架类型
1	桔梗皂苷元（platycodigenin）	A
2	桔梗皂苷D（platycodin D）	A
3	桔梗皂苷A/2″-*O*-乙酰基桔梗皂苷D（platycodin A，2″-*O*-acetylplatycodin D）	A
4	桔梗皂苷C/3″-*O*-乙酰基桔梗皂苷D（platycodin C，3″-*O*-acetylplatycodin D）	A
5	去芹菜糖桔梗皂苷D（deapioplatycodin D）	A
6	桔梗皂苷D_2（platycodin D_2）	A
7	2″-*O*-乙酰基桔梗皂苷D_2（2″-*O*-acetylplatycodin D_2）	A
8	3″-*O*-乙酰基桔梗皂苷D_2（3″-*O*-acetylplatycodin D_2）	A
9	桔梗皂苷D_3（platycodin D_3）	A
10	去芹菜糖桔梗皂苷D_3（deapioplatycodin D_3）	A

续表

NO.	化合物	骨架类型
11	3-*O*-*β*-D-glucopyranosyl platycodigenin methylester	A
12	3-*O*-*β*-laminaribiosyl-platycodigenin methylester	A
13	3-*O*-*β*-gentiobiosyl-platycodigenin methylester	A
14	platycoside E	A
15	platycoside G_1	A
16	platycoside G_2	A
17	桔梗二酸A（platycogenic acid A）	B
18	桔梗二酸B（platycogenic acid B）	C
19	桔梗二酸A苷甲酯（methylplatycogenate A）	B
20	2-*O*-甲基桔梗二酸A苷甲酯（methyl 2-*O*- methyl platycogenate A）	B
21	3-*O*-*β*-D-吡喃葡萄糖基桔梗二酸A二甲酯（dimethyl-3-*O*-*β*-D-glucopy-ranosyl platycogenate A）	B
22	2-*O*-甲基-3-*O*-*β*-D-吡喃葡萄糖基桔梗二酸A二甲酯（dimethyl-2-*O*-methyl-*3*-*O*-*β*-D-glucopyranosyl platycogenate A）	B
23	3-*O*-*β*-D-吡喃葡萄糖基桔梗二酸A甲酯（3-*O*-*β*-D-glucopyranosyl platycogenate A）	D
24	3-*O*-*β*-D-吡喃葡萄糖基桔梗二酸A内酯甲酯（3-*O*-*β*-*D*-glucopyranosyl platycogenin A lactone methylester）	D
25	远志酸（polygalacic acid）	E
26	3-*O*-*β*-glucopyranosyl-polygalacic acid	E
27	3-*O*-*β*-laminaribiosyl- polygalacic acid	E
28	远志皂苷D（polygalacin D）	E

续表

NO.	化合物	骨架类型
29	2″-*O*-乙酰基远志皂苷D（2″-*O*-acetylpolygalacin D）	E
30	3″-*O*-乙酰基远志皂苷D（3″-*O*-acetylpolygalacin D）	E
31	远志皂苷D_2（polygalacin D_2）	E
32	2″-*O*-乙酰基远志皂苷D_2（2″-*O*-acetylpolygalacin D_2）	E
33	3″-*O*-乙酰基远志皂苷D_2（3″-*O*-acetylpolygalacin D_2）	E
34	platycoside A	E
35	platycoside B	E
36	Platycoside C	E
37	platycoside D	E
38	Platycoside G_3	E
39	桔梗酸C（platycogenic acid C）	E

目前，关于桔梗总皂苷的提取分离方法，常见的有5种：水提-醇萃取法、秋山法、水提醇沉-树脂吸附法、超声波-水提法及乙醇提取乙醚沉淀法。徐丽萍以桔梗皂苷的产率和桔梗总皂苷含量为指标，对比分析了桔梗皂苷的三种提取方法，即冷浸法、热提法、醇提法，确定了桔梗皂苷的最佳提取方法为95%醇提法，获得的粗皂苷杂质含量少，总皂苷的含量也最高。进一步，对超声辅助提取桔梗皂苷的工艺进行优化研究，利用Box-Behnken的中心组合设计原理

及响应面法分析建立二次回归模型，对料液比（桔梗粉末：水）、提取 时间和提取温度三因素进行优化组合，确定超声辅助提取桔梗皂苷的最佳工艺条件为料液比1：9.75（g/ml）、超声温度35℃、超声时间31分钟。在该最佳工艺条件下，有效提高了桔梗皂苷的提取率，为4.64%。

王梓等采用70%甲醇冷浸超声法提取桔梗药材总皂苷，研究大孔吸附树脂富集、分离纯化桔梗皂苷工艺条件及参数。考察了5种大孔吸附树脂，以HPLC法测定桔梗皂苷D和去芹糖桔梗皂苷D的总量为考察指标。结果显示，D-101大孔吸附树脂在4小时后达到最大吸附量15.4mg/g，40%乙醇溶液可以使桔梗皂苷类成分大部分（解吸率 ≥90%）从树脂床上解吸附；D-101大孔吸附树脂对桔梗皂苷吸附性能好，完全适合用于工业化富集分离纯化桔梗皂苷类成分。进一步高效液相制备，可得到高纯度的桔梗皂苷D对照品。

2. 黄酮类

20世纪80年代初，从桔梗花中分离得到一种花色素，飞燕草素-二咖啡酰芦丁醇糖苷（delphinidin-dicaffeoylruinoside），这是最早从桔梗中分离得到的黄酮类化合物，之后又从桔梗花中分离得到了桔梗花色苷（platyconin）和飞燕草素-3-二咖啡酰芦丁醇糖-5-葡萄糖苷（delphinidin-3-di-caffeoylruinosido-5-glucoside）。

从桔梗的地上部分分离得到13种黄酮类成分，以芹菜素-7-*O*-葡萄糖苷为主，还有木犀草素、芹菜素等。从桔梗种子中分离得到多种黄酮类化合物：（2*R*，3*R*）–黄杉素（2*R*，3*R*–taxifolin），（2*R*，3*R*）–黄杉素–7–*O*–*α*–L–吡喃鼠李糖基–（1→6）–*β*–D–吡喃葡萄糖苷（flavor–platycoside），槲皮素–7–*O*–葡萄糖苷（quercetin–7–*O*–glucoside），槲皮素–7–*O*–芸香糖苷（quercetin–7–*O*–rutinoside），木犀草素（luteolin），木犀草苷（luteolin–7–*O*–glucoside），芹菜素（apigenin），芹菜素–7–*O*–葡萄糖苷（apigenin–7–*O*–glucoside），黄烷酮醇糖苷（flavoplatycoside）和3–甲基–1–丁醇糖苷（grandoside）。这些化合物主要为二氢黄酮和黄酮及其苷类化合物。

3. 多聚糖

桔梗根中含有大量由果糖组成的桔梗聚糖（platycodonin），含糖量达61.2%。利用NMR的自旋晶格和弛豫时间对菊糖的低聚体即GF_2–GF_9的构型构象进行了研究并鉴定了它们的结构。1975年朝鲜学者借助红外光谱和薄层色谱，确定了桔梗粗制果胶的化学结构，并解析了其水解产物中的糖是葡萄糖、果糖、半乳糖及半乳糖醛酸。此外，桔梗中还含有大量的菊糖和果胶质。

有关桔梗多糖的提取，盛桂华等采用超临界CO_2萃取桔梗多糖；张莲姬等采用优化的水提工艺来提取桔梗多糖，并对桔梗多糖的抗氧化性进行了研究。李妍等用苯酚–硫酸法对不同来源桔梗中多糖的质量分数进行测定，结果显示其范围为8.54%～20.28%。

4. **酚酸类**

从韩国产桔梗根的石油醚提取物中分离得到2种具有抗氧化活性的酚类化合物，从波兰产桔梗的地上部分鉴别出12种酚酸类化合物及其衍生物。

5. **甾类**

桔梗根中含有α–菠菜甾醇、α–菠菜甾醇–β–D–葡萄糖苷、$^{\Delta}7$–豆甾烯醇以及β–谷甾醇等。

6. **脂肪酸类**

桔梗根中含脂肪油0.92%，且不饱和化合物含量较高。脂肪中亚油酸含量达63.24%、软脂酸含量29.51%，此外还含有亚麻酸、硬脂酸、油酸及棕榈酸等。韩国学者经过反复硅胶柱层析及反相HPLC从桔梗的石油醚萃取物中纯化得到2种化合物，鉴定为棕榈酸松柏醇酯和十八烯酸松柏醇酯。

7. **聚炔类**

韩日学者通过对桔梗须根的研究，发现在1/4Gamborg B_5液体基质中培养的须根在第六周时lobetyol有最大含量，第七周时lobetyolin和lobetyolinin有最大含量，而没有经过此方法处理的桔梗须根中lobetyol和lobetyolin的含量较低，lobetyolinin则没有检测到。

8. **其他**

桔梗营养丰富，桔梗的嫩茎叶（又名四叶菜、沙油菜），每100g含水分

74g、粗纤维3.2g、胡萝卜素8.87mg、维生素C 138mg、钙585mg、磷180mg等。每100g鲜根中，含蛋白质3.5g、脂肪1.2g、碳水化合物18.2g、钙260mg、铁13mg、胡萝卜素2.2g、维生素C 10mg、硫胺素0.45mg、核黄素0.44mg、膳食纤维3.2g。并含有铜、铁、锌、锰等22种微量元素。

赵淑春等认为桔梗根中含有16种以上的氨基酸，包括8种必需氨基酸，占氨基酸总量的6.44%，总氨基酸含量高达15.01%，其中包括一种γ-氨基丁酸，它是一种神经传导化学物质，在人脑能量代谢过程中起到重要作用。

二、药理作用

中医认为桔梗归肺经，有开宣肺气、祛痰排脓之功效。现代药理学围绕桔梗的功效进行了祛痰、镇咳、抗炎、抗溃疡、降血压、扩张血管、解热、镇痛、镇静、降血糖、抗胆碱、促进胆酸分泌、抗过敏等方面的药理作用研究。

1. 祛痰、镇咳与抗炎作用

化痰作用包括促进唾液和支气管分泌物的产生，呼吸道分泌液量增多，有利于使附着呼吸道黏膜的浓痰变稀，从气道壁脱落，从而起到祛痰作用。黏蛋白是支气管的分泌物，也是衡量药物祛痰效果的指标之一。桔梗皂苷是桔梗具有止咳和化痰功效的主要活性成分。肺组织病理学研究发现，桔梗水提物可抑制卵清蛋白诱导的黏液分泌过多，减少痰液。桔梗浸液给犬口腔给药，可使唾液分泌亢进，研究人员认为桔梗皂苷的祛痰作用主要是对口腔、咽部位黏膜的直接刺激，反射性地引起呼吸道分泌亢进，从而使痰液稀释，易于排出。桔梗水提物对麻醉猫也有明显的祛痰作用，祛痰效果可维持7小时以上。桔梗的根、根皮、茎、叶、花和果均有显著的祛痰作用。对单体皂苷的祛痰活性研究发现，桔梗皂苷D和D_3通过雾化给药，能增加大鼠上皮细胞中黏液素的释放；桔梗皂苷D_3的作用比ATP（adenosine triphosphate，腺苷三磷酸）和氨溴索（ambroxole）的作用更强，因而桔梗皂苷D和D_3都可作为一种有效的化痰药来应用。

梁仲远利用氨水刺激建立小鼠咳嗽模型，并用桔梗水提液进行治疗，结果与模型组比较，桔梗水提液高、中剂量组咳嗽潜伏期显著延长（$P<0.01$或$P<0.05$），咳嗽次数显著减少（$P<0.01$或$P<0.05$），该实验结果表明桔梗水提液在镇咳、祛痰方面效果较好。黄彦德等用《千金》苇茎汤合桔梗汤治疗感冒后久咳106例观察，与空白对照组比较，桔梗水提液高、中剂量组小鼠气管酚红排泌量显著增加（$P<0.01$或$P<0.05$）。桔梗水提物还可促进哮喘豚鼠肺组织中脂氧素（LXA_4）释放，并调节机体内LXA_4发挥广泛的抗炎促消散作用。

桔梗的抗炎活性主要是由桔梗皂苷D和D_3发挥作用。隋美娇等的研究也证明了桔梗总皂苷能改善肺炎支原体感染大鼠肺部组织的炎症，且对肺部的修复作用可能是通过上调肺表面活性蛋白-A（SP-A）表达实现的。郑秀琴用桔梗汤治疗支气管扩张效果显著。刘兴国认为桔梗散合漱口液是治疗慢性咽炎的理想药物。桔梗皂苷各剂量组对鹿角菜胶急性炎症和棉球性慢性炎症均有不同程度的抑制作用，其抗炎强度与阿司匹林相似。大鼠口服给药，还可抑制佐剂性关节炎，降低毛细血管通透性。腹腔注射桔梗粗皂苷，30分钟后可使血中ACTH和皮质酮含量明显增加，提示其抗炎作用与兴奋垂体-肾上腺皮质功能有关。

此外，桔梗浸出物能抑制白细胞游走，增强中性白细胞的杀菌力，提高溶菌酶活性，粗皂苷部位能促进巨噬细胞的吞噬作用。

2. 抗肿瘤及免疫调节作用

一直以来，癌症是导致人类死亡的重要疾病之一，全球很早就开始致力于抗癌药物的研发。西药虽然见效快，疗效好，但是毒副作用大，对人体的损害较严重。因此，寻找无副作用的抗癌药已经迫在眉睫。天然中草药被列入研究范围，其中，桔梗的抗癌作用较为显著。代群等通过测定不同浓度桔梗皂苷D给药下人肺癌细胞株A549体外表达产物，证明了桔梗皂苷D具有明显的细胞毒作用，能诱导A549细胞凋亡，其分子机制为通过对Bax，Bak和Bcl-2，Bcl-xL表达的调控，导致线粒体膜电位下降，进而激活Caspase，最终导致肺癌细胞死亡。吴葆华等研究表明，桔梗皂苷D具有体外抑制结肠癌细胞生长的作用，其机制与其影响周期蛋白c-Myc、Cyclin DI和CDK6的表达，将细胞阻滞于G_1期而诱导结肠癌细胞凋亡相关。李伟等研究桔梗皂苷D、桔梗皂苷D_3和远志皂苷D对人肝癌Bel-7402、胃癌BGC-823、乳腺癌MCF-7细胞株的体外增殖抑制作用及构效关系。结果表明，在质量浓度为20μg/ml时，3种皂苷均对人肝癌Bel-7402细胞株的增殖有较强的抑制活性，质量浓度为20μg/ml时，抑制率分别为87.38% ± 2.17%，69.81% ± 5.47%和95.25% ± 1.36%。桔梗皂苷D对人肝癌Bel-7402、胃癌BGC-823、乳腺癌MCF-7细胞株的增殖抑制最强，且呈剂量依赖关系，IC_{50}值分别为11.70、9.10、17.72μg/ml。因此，桔梗皂苷具有良好的体外抗肿瘤活性，体外抗肿瘤活性与皂苷结构存在明显的构效关系，桔梗皂苷D有望成为抗肿瘤备选化合物。

韩国学者研究了桔梗水提取物中对醋氨酚引起的肝中毒有保肝作用的物质Changkil及可能的保护机制。Changkil能显著地抑制血清中丙氨酸转氨酶和天冬氨酸转氨酶活性的增强，同时与肝脏脂类的过氧化反应有剂量依赖的关系。Changkil对细胞色素P4501A2和2E1的作用研究表明，Changkil对醋氨酚引起的肝中毒的保肝作用是由于其阻碍了以P450作为媒介的醋氨酚的生物活性。此外，桔梗中分离得到的多聚糖可经由TLR_4活化巨噬细胞，为阐明相关的生物学机制，韩国学者进行了桔梗对RAW264.7细胞丝裂原活化蛋白激酶（mitogen-activated protein kinases，MAPKs）和转录因子AP-1的作用研究，结果表明桔梗至少部分以MAPKs和AP-1作为引起对巨噬细胞活化作用的媒介。桔梗中分离出来的桔梗皂苷D和桔梗皂苷D_3对活性RAW264.7细胞有调节一氧化氮产生和TNF-*α*分泌的作用。

3. 降血糖、降血脂作用

桔梗总皂苷还有降血糖、降血脂的作用。栾海艳等采用高脂高糖饮食加链脲佐菌素尾静脉一次性注射法制造2型糖尿病肝病大鼠模型，然后给予不同剂量的桔梗总皂苷，观察血糖、血脂、肝功及BMP-9mRNA等指标的变化。与模型对照组相比，桔梗总皂苷高剂量组的空腹血糖（FBG）水平显著降低（$P<0.01$），且已达正常标准，甘油三酯（TG）、胆固醇（TC）、低密度脂蛋白（LDL）水平显著降低（$P<0.01$），高密度脂蛋白（HDL）水平显著增高（$P<0.01$）；桔梗总皂苷中剂量组的TG、TC水平明显降低（$P<0.05$）。与模型对照组相比，桔梗总皂苷高剂量组的丙氨酸氨基转移酶（ALT）明显降低（$P<0.05$），天门冬氨酸氨基转移酶（AST）水平显著降低（$P<0.01$），肝组织中骨形态发生蛋白-9（BMP-9）mRNA的表达显著增加（$P<0.01$）；桔梗总皂苷中剂量组的BMP-9mRNA的表达明显增加（$P<0.05$）。因此，桔梗总皂苷能明显降低2型糖尿病肝病大鼠的血糖、改善血脂代谢紊乱、保护肝功能，上调BMP-9mRNA的表达，从而减轻2型糖尿病肝病大鼠肝脏的损伤。

高云芳等采用饲喂高脂饲料建立大鼠高脂血症模型，研究桔梗总皂苷对高脂血症的作用。结果表明，桔梗总皂苷具降血脂的作用，不同剂量的桔梗总皂苷对大鼠高血脂的降低作用差异较为显著：大剂量每天200mg/kg可显著降低高脂血症大鼠的TC、LDL-C、HDL-C，其作用程度超过阳性药物组（绞股蓝）；小剂量组和中剂量组仅对血脂的部分指标有影响。

桔梗皂苷A、C、D以及去芹糖桔梗皂苷D都对胰脂肪酶有显著的抑制作用，其中桔梗皂苷D效果更为显著。郑毅男等用含有桔梗水提取物的高脂肪饲料饲喂小鼠，并用含5%桔梗水提取物的高脂肪饲料与对照组比较，结果表明，桔梗可降低饲喂高脂饲料大鼠血浆中TG的水平。

4. 抗疲劳作用

于婷等选用50只SPF雄性昆明种小鼠，随机分5组，分别为刺五加浓缩液对照组，桔梗乙醇提取物高、中、低剂量组和空白组。对不同浓度剂量组连续3周灌胃，空白组灌胃等容积的蒸馏水。每3天称重一次；3周后测定各小组爬杆时间、无负重游泳时间、肝糖原和肌糖原储备量几个指标。结果表明，桔梗乙醇提取物有良好的抗疲劳功效。

5. 对心血管作用

给大鼠静注桔梗皂苷，可引起血压下降，心率减慢，呼吸抑制，其作用不能被阿托品及H_1、α、β受体阻断剂所拮抗，提示其可能通过直接地、非特异地作用于血管，引起血管扩张 所致。

6. 抗溃疡作用

十二指肠注入粗桔梗皂苷可防止大鼠消化溃疡的形成，大鼠口服桔梗提取物或桔梗粗皂苷对应激性溃疡有预防作用，其抑制率90%以上，可使溃疡指数明显降低。

7. 镇静、镇痛、解热作用

桔梗粗皂苷对正常小鼠和致热小鼠均有显著的降温作用，作用可维持3～4小时；可抑制小鼠因腹腔注射乙酸引起的扭体作用，作用强度相当于阿司匹林；可抑制小鼠的自发活动，延长环己巴比妥钠的睡眠时间。通过爬梯、穿穴、转棒和斜面运动试验表明，它有中枢抑制作用，但对骨骼肌作用似乎不大。

8. 其他

此外，桔梗粗皂苷还有松弛肠道平滑肌的作用。德国学者发现桔梗的亲脂性萃取物对PGHS同工酶有较强的抑制活性，确定脂肪酸为主要的有效成分并且进行了量化，亚油酸含量最高（干燥总萃取物重量的20%），并且有较高的PGHS-2的抑制活性。

三、应用

桔梗既是一种资源植物，又是一种药、食、观赏兼用的经济植物。

（一）经济价值

1. 食用价值

桔梗除了作为药用外，还可以食用。桔梗中含有丰富的营养，在我国东北地区及日本、韩国、朝鲜等东亚国家作为食用蔬菜十分普遍。桔梗根制成的咸菜是朝鲜族的特色食品和传统食品。韩国人素有食用鲜桔梗的习惯，方法是刮去鲜根外皮，将根撕成细条，然后用调料做成凉拌菜，也有的制成酱菜。目前桔梗销量大的主要原因也是因为作为食用，鲜桔梗大量出口韩国和日本而致。韩国超市常有小包装的保鲜桔梗或冷藏桔梗出售。

桔梗的幼嫩茎叶也是一种山野菜，炒食、做汤、凉拌均可。此外，桔梗还可供酿酒用，也可用来制粉、做袋泡茶、罐头、保健饮料、蜜饯、桔梗果脯、菜丝、面条等食品和饮料。

花色苷具有抗氧化、消除自由基、降低血液中的胆固醇含量、抗肿瘤、抗突变等生理活性作用，具有良好稳定性、有较高生理活性的色素在食品工业有广阔的应用前景。桔梗中的花色苷稳定性良好，水溶性好，含量高，可以用做食品饮料等产品的天然食用色素。

2. 观赏植物

桔梗花多蓝紫色或白色，均是人们喜爱的色调，且花大、美丽、色艳，清幽淡雅庄重，观赏性强，不论是园林绿化还是公园装点，栽植于假山旁、花坛，或用做大型庆典时烘托气氛，都是非常适宜的花卉品种；桔梗鲜花也常用作切花。桔梗可以作为观赏花卉进行大量栽培，是一种很有前途的理想的草本花卉。

3. 美容植物

桔梗石油醚提取物具有抑制脂质过氧化，清除强氧化剂1–二苯基–2–苦肼基自由基（DPPH）、超氧化物和NO自由基的抗氧化作用，后者的作用强度与二丁基羟基甲苯（BHT）和丁基羟基甲氧苯（BHA）相当。

桔梗根的浸出物可以制成化妆品用于美容。由于桔梗根水浸物对皮肤表皮癣菌有抑制作用，与中药桂皮配伍可以制成化妆水、化妆膏，用以治疗癣疾和脚气；与中药当归配伍使用于化妆品，对面部的色素斑（黄褐斑、雀斑）有一定的疗效。桔梗还可以用于防晒化妆品中去。日本将桔梗的提取物用于沐浴液中，起到保护皮肤和增白作用。

4. 开发方面的前景

近十几年来，随着经济社会的发展、科技的进步以及生物学和医药学的发展，与之相适应的人类疾病谱、医学模式和医疗模式也正发生重大转变。人类对健康的认识不断刷新，对健康的追求日益增强，人们已经逐渐意识到传统医药，特别是中医药的保健理念、医疗实践的有效性与现代医学的结合将可能为人类提供医疗卫生保健新模式；健康饮食将会成为新的消费潮流，功能性食品

（健康食品、保健食品）在世界各国会成为一个新的热点。这促使中药开发应用的范围越来越广泛，迅速增加的市场需求将为包括中医药等传统医药提供巨大的市场发展空间。

近年来，我国的桔梗大量出口，致使桔梗价格大幅度上涨。桔梗又作为一种药食两用的植物，且无毒副作用，是一种很具开发潜力的常用食品和药品。但是目前桔梗的研究多集中在含量以及活性等方面的研究，而对于桔梗的临床应用方面的研究还不够深入。因此，将桔梗的生物活性研究与临床应用研究相结合，通过科学研究探讨桔梗活性成分在临床的新疗效，将会有助于桔梗资源在保健食品和药品的开发和利用，拓展桔梗的发展空间。

目前在生产上使用的桔梗主要存在种质资源混杂、抗病性欠佳以及其产品商品性低下等问题，这严重制约着其产业化发展。与其他主要农作物栽培学的发展相比，药用植物栽培学依然处于落后的阶段。因此，应加快桔梗种质资源的收集与创新，解决生产中种质资源混杂的问题，同时加快栽培理论的研究，彻底改变粗放栽培问题，破解制约桔梗等中药材发展的难题，为桔梗中药材的产业发展提供基础。

（二）临床应用

临床上桔梗多用于呼吸系统疾病，桔梗辛散苦泄，上行开发，能宣通肃降肺气、化痰止咳，故常用于外感咳嗽，风寒、风热、凉燥。治风寒的《医学心悟》之止嗽散，治风热的《温病条辨》之桑菊饮，治凉燥的《温病条辨》之杏苏散，皆有桔梗在内。此外，桔梗还用于心脏、脾胃、肾脏相关疾病的治疗。

1. 用于肺系疾病的治疗

感冒，是由外邪侵袭，卫阳被遏，腠理闭合，或营郁被郁，经脉不利，致肺失宣降、卫表不和所致。肺叶娇嫩，不耐寒热，易受外邪侵袭而致病。桔梗性辛温入肺，为肺经的引经药，既宣利肺气以复肺气之升降，又宣发卫阳于体表以温养肌肤腠理，从而驱邪外出。《珍珠囊》载："疗咽喉痛，利肺气，治鼻塞。"肺失宣降，肺气上逆可致咳嗽痰多。邪袭卫表，热毒壅滞，气滞血瘀，血败肉腐致肺痈，桔梗入肺而宣肺排脓。《金匮要略》载："桔梗汤，治肺痈、咳而胸满、振寒脉数、咽干不渴、时出浊唾腥臭、久久吐脓如米粥者。"

桔梗止咳汤治疗急性气管支气管炎150例，并与静滴青霉素相对照，治疗组治愈115例，好转35例；对照组治愈89例，好转61例。桔梗能对矽肺患者起到一定的积极的治疗作用。

此外，桔梗尚可用于肺梗阻、支气管扩张、肺结核、肺心病、顽固性喑哑等呼吸系统疾病的治疗。

2. 用于心系疾病的治疗

胸痹心痛，是由寒凝心脉、气血不畅、心脉瘀阻所致，桔梗辛散能行，引药上行达血府，入血则行血，宣调肺气，然肺朝百脉，助心行血，故桔梗通过治理调节肺之血运从而促进心血的运行。《本草崇原》曰："桔梗辛苦平，善行上焦，而能治上焦之胸痛。"《伤寒论集注》载："桔梗开胸胁之痹闭而宣通宗气肺气者也。"血府逐瘀汤（《医林改错》）主治胸中血瘀证，方中用桔梗"主治胸胁痛如刀刺"，又归肺经，配伍枳实、牛膝、柴胡，辛升苦降，宽胸行气，理气分之郁结，行血分之瘀滞，使得气行则血行。《太平圣惠方》曰："桔梗散治急胸胁虚气所致胀闷疼痛。"张元素曰："利窍胸膈滞气及痛，除鼻塞。"另外，桔梗尚可用于心悸的治疗，《本草崇原》曰："惊恐悸气，少阴病也。心虚则惊，肾虚则恐，心肾皆虚则悸。桔梗得少阴之火化，故治惊恐悸气。"

天王补心丹（《校注妇人良方》）主治阴虚血少，神志不安之证。方中桔梗为舟楫之药，载药上行，使药力缓行于上位心经，具镇魂魄、安心神之功。

现代研究证明麻醉犬动脉内注射桔梗皂苷100～400μg，能显著降低后肢血管和冠状动脉的阻力，增加其血流，其扩张血管作用优于罂粟碱。

3. 用于脾胃系疾病的治疗

胃痛，是由胃气阻滞、胃络瘀阻、不通则痛所致，《灵枢·邪气脏腑病形》曰："胃病者，腹胀，胃脘当心而痛。"桔梗开宣肺气，利肠胃气机，从而使六腑之气畅。《日华子本草》曰："桔梗下一切气，止心腹胀痛。"《太平惠民和剂局方》载："铁刷汤，治胃气不和，心腹疼痛，饮酒过度，呕哕恶心，脾痛翻胃，内感风冷，肠鸣泄泻；妇人血气刺痛，并皆治之。”方中桔梗用量最大，具理气和胃止痛之功。胃肠燥热，灼伤大肠之津，肠失濡润，腑气不通，大便秘结，桔梗开肺气以利大肠之气。黄龙汤中用大承气汤配伍桔梗，肺与大肠相表里，欲通胃肠之气，必先开宣肺气，方中桔梗与通腑泄浊之药配伍，上下宣通，以降为主。脾胃虚弱，纳运失职，水谷不化，清浊不分，肠鸣泄泻。《本草求真》曰：“桔梗味苦气平，质浮色白，系开提肺气之剂至于至高之分成功。俾清气既得上升，则浊气自克下降，降气之说，理根于是。”《本草经解》曰：“桔梗辛以益肺，肺通调水道，则湿热行而肠鸣自止。”参苓白术散（《太平惠民和剂局方》）主治脾虚湿盛证。方中配伍桔梗宣利肺气，通调水道，载药上行，培土生金。《太平圣惠方》载：“桔梗散治腹胀肠鸣切痛”。桔梗与芍药配伍可治痢疾腹痛。《本草思辨录》曰：“惟桔梗是治肺气之郁于大肠，散而上行。芍药是治脾家血中气结，破而下行。”

此外，桔梗尚可用于腹痛、呕吐等病的治疗。

4. 用于肝胆系疾病的治疗

胁痛多由肝气郁滞、气滞血瘀、湿热郁蒸致肝络失和。桔梗开肺气，此功有二，一者气机宣通，有利于肝气的条达舒畅；二者气机调畅，气行则血行，气行则湿。桔梗汤以桔梗配细辛、桂枝开肝郁，治邪热客于肝经，气逆烦躁，面青多怒，怒已胁痛。紫菀丸治两胁连心及肩痛，紫菀开肺气以达肝郁，桔梗开肺气，利气机。《本草经解》曰："桔梗气微温，秉天初春稚阳之木气，入足少阳胆经……胆为中正之官，胆者担也，胆气伤则不能担当而惊恐悸矣，桔梗辛温，则扶苏条达，遂其生发之性，复其果敢之职，而惊恐自平也。"

桔梗水提物能保护由乙酰氨基酚引起的肝损伤，这与其阻断肝药酶对乙酰氨基酚的生物激活密切相关。

5. 用于肾系疾病的治疗

水肿系肺失通调，脾失健运，肾失蒸化，三焦通调不利导致水湿内停，泛溢肌肤。桔梗宣利肺气，通调水道，复脾之运化，助肾之蒸化，利三焦气化。消水肿归气饮子（《普济方》）用桔梗配伍苏叶、大腹皮、川木通治疗四肢肿大。分气补方（《医方集成》）用桔梗配伍白术、大腹皮、香附、茯苓治疗遍体浮肿。红豆散（《危氏方》）用桔梗配伍丁香、木香、砂仁等治疗身肿皮紧。中军候黑丸（《千金方》）用桔梗配伍芫花、巴豆、杏仁等治疗水肿从头面至脚肿。

癃闭为三焦气化不利，或尿路阻塞，导致肾和膀胱气化失司。根据"上窍开则下窍自通"的中医理论，用开提肺气法（即提壶揭盖法），开上以通下的方法治疗。桔梗开提宣通，源清流自洁，利膀胱之气化，故小便自利，适用于癃闭的治疗。

6. 用于肢体经络病证的治疗

痹证是由正气不足，外邪侵袭所致经络气血运行不畅，痹阻不通。桔梗辛温以散寒，行气以活血。《本草经疏》曰："除寒热风痹"。《名医别录》载："利五脏肠胃，补血气，除寒热、风痹，温中消谷，疗喉咽痛。"桔梗可用于治疗伤科的跌打损伤、瘀滞肿痛等，趁痛散（《永类钤方》）用川独活、五灵脂、桔梗等。桔梗散（《普济方》）用桔梗一味药研粉治疗被打击，瘀血在腹。闪痛煎（《仙拈集》）药用枳壳、桔梗、乌药等治闪挫腰痛。桔梗汤（《外科补要》）用桔梗、红花、苏木等治跌扑跌伤，大小便不通。

现代药理研究证实桔梗对小鼠乙酸扭体反应及压尾法呈镇痛作用。

7. 副作用

桔梗不良反应也有报道，张良报道桔梗致不良反应1例，使用桔梗12g，出现胸闷、憋气、心慌、咳嗽加剧且痰多、不能平卧，可能为桔梗皂苷类成分所致。杨光礼报告中药桔梗过敏1例，使用桔梗15g，皮肤出现淡红色疹点，高出皮肤，以大腿、胸腹居多且连成一片，瘙痒剧烈。据《中医大辞典》记载桔梗口服能刺激胃黏膜，释放过敏原而致过敏反应，用量过大（2015年版《中国药典》规定常用量为3～10g）可致恶心、呕吐，并具有溶血作用。

桔梗是临床常用的一味中药，广泛应用于内科、外科、妇科、儿科疾病的治疗。桔梗专入肺经，兼入心、胃、脾、肝、胆经，为舟楫之剂，具开提肺气、载药上行之特点。今后可进一步加强桔梗药理研究，通过合理的配伍更好地发挥其临床治疗效果。

参考文献

[1] 李美善，李斗哲，严一字，等. 一年生桔梗地上部性状生长规律初探 [J]. 北方园艺，2010（2）：52-54.

[2] 金江山，严一字，王丽丽，等. 桔梗根部性状生长动态研究 [J]. 江苏农业科学，2010（2）：259-260.

[3] 杨美全，曾维群，罗建，等. 桔梗花芽分化观察 [J]. 西南农业大学学报，1994，16（2）：53-55.

[4] 魏建和，马凤杰，黄璐琦，等. 桔梗花粉管萌发的荧光显微观察 [J]. 中国中药杂志，2007，32（16）：1625-1627.

[5] 高文远，唐雪梅. 直立和倒伏型桔梗的比较研究 [J]. 中国中药杂志，1997，22（3）：144-145.

[6] 刘丽，赵荣梅，郭巧生. 桔梗种子内源发芽抑制物质研究 [J]. 江苏农业科学，2008（6）：143-145.

[7] 杜丹丹，何平，张春平，等. 外源ALA、SNP和Spd对NaCl胁迫下桔梗种子萌发特性的影响 [J]. 广西植物，2011，31（6）：801-805.

[8] 陈娟，雷霁，王磊，等. 4种化学试剂浸种桔梗种子萌发及幼苗生长的影响 [J]. 西北农业学报，2010，19（4）：100-105.

[9] 赵荣梅，刘丽，郭巧生. 外源物质对桔梗种子发芽影响的研究 [J]. 中国中药杂志，2006，31（12）：966-968.

[10] 刘自刚，张雁. 层积处理和干湿间隙浸种对桔梗种子发芽的影响 [J]. 时珍国医国药，2008，19（6）：1542.

[11] 杨美全，曾维群，罗建，等. 桔梗种子生物学特性研究 [J]. 基层中药杂志，1994，8（1）：16-17.

[12] 王岳峰，胡国宣，王艳秋，等. 桔梗种子发芽率的研究 [J]. 中国野生植物资源，1995（2）：61-62.

[13] 俞旭平，盛束军，王志安，等. 种衣剂处理对桔梗种子田间发芽率的影响 [J]. 中国中药杂志，2001，26（7）：495-496.

[14] 黄祥童，杨野，胡学友，等. 桔梗切根快速繁殖研究初报 [J]. 吉林林业科技，1997（1）：13-15.

[15] 陈震，张丽萍. 桔梗扦插繁殖试验 [J]. 时珍国药研究，1997，8（6）：549-550.

[16] 孙丽娟，孙慧博. 无公害桔梗高产高效栽培技术规范［J］. 农业科技通讯，2015（7）：237-239.

[17] 王玲，付志文，董其亭，等. 桔梗配方施肥方法研究［J］. 中国中药杂志，2008，33（6）：697-698.

[18] 李莲花，李虎林，李云善，等. 桔梗营养生长期N、P、K含量的变化［J］. 延边大学农学学报，2003，25（3）：159-162.

[19] 刘占生. 提高桔梗产量的四个要素［J］. 基层中药杂志，1993，7（1）：22-23.

[20] 颜继红. 桔梗主要病虫害种类及防治方法［J］. 现代农业科技，2016（17）：106，110.

[21] 李喜凤，薛秋萍，董诚明. 桔梗中总皂苷的含量测定［J］. 中华中医药学刊，2006，4（12）：2232-2234.

[22] 宋健，包华音，王颖，等. 桔梗生长年限和采收期与质量的相关性研究［J］. 齐鲁药事，2011，30（6）：313-315.

[23] 叶胜明，黄力. 亳州桔梗最适采收期的综合评价体系探讨［J］. 皖西学院学报，2013，29（2）：76-78.

[24] 祝丽香，张文静，王鹏，等. 桔梗间作模式中作物养分吸收和利用对间作优势的贡献［J］. 中国林副特产，2016（1）：5-9.

[25] 李一春. 辽西地区山樱桃与桔梗套种技术［J］. 江西农业，2017（1）：85.

[26] 刘秀刚. 林下桔梗种质技术［J］. 现代农村科技，2017（5）：13.

[27] 陆海洋，彭华胜，桂双英，等. 桔梗质量评价的沿革与变迁［J］. 中国中药杂志，2017，42（9）：1637-1640.

[28] 刘汉珍，张晖. 不同炮制法对桔梗总皂苷粗品含量的影响［J］. 时珍国医国药，2006，17（4）：586-587.

[29] 王正益，田效志，李平，等. 桔梗烘法炮制初探［J］. 河南中医学院学报，2004，19（6）：34-35.

[30] 罗学伦. 桔梗炮制的实验研究［J］. 中国新医药，2003，2（4）：27-28.

[31] 王正益，曹继华，李风雷. 正交法优选蜜制桔梗的最佳炮制工艺［J］. 中药材，2000，23（12）：750-752.

[32] 严一字，于亚彬，吴基日. 长白山区野生桔梗与栽培桔梗主要农艺性状的变异比较［J］. 江苏农业科学，2010，（5）：348-350.

[33] 陈宝芳，刘政波，毕研文，等. 粉花桔梗新品系的培育［J］. 中国现代中药，2013，15（3）：200-202.

[34] 李挺，宫光前，李从勇. 药食兼用桔梗太桔1号及高产栽培技术［J］. 中国农技推广，2004（3）：56-56.

[35] 徐芳芳，杨丽，金银兰，等. 不同桔梗种质资源农艺性状的比较分析［J］. 安徽农业科学，2014，42（22）：7398-7400.

[36] 朱京斌，陈庆亮，单成刚，等．桔梗新品种鲁梗2号的选育及栽培技术要点 [J]．山东农业科学，2012，44（7）：127-128.

[37] 高山林，舒娈．桔梗同源四倍体的诱导与鉴定 [J]．中药材，2002，25（7）：461-462.

[38] 魏建和，杨成民，隋春，等．利用雄性不育系育成桔梗新品种“中梗1号”“中梗2号”和“中梗3号” [J]．园艺学报，2011，38（6）：1217-1218.

[39] 王志芬，苏学合，单成钢，等．桔梗雄性不育材料的发现与鉴定 [J]．现代中药研究与实践，2007，21（5）：8-10.

[40] 师凤华，魏建和，凌征柱，等．桔梗雄性不育系的F1杂交组合农艺性状表现 [J]．中药材，2011，34（12）：1815-1818.

[41] 聂盛贤，魏云．四川与其他产区桔梗总皂苷含量测定的比较 [J]．华西药学杂志，1997，12（2）：129-130.

[42] 芦金清，徐伟平，刘合刚，等．湖北产栽培桔梗与野生桔梗的质量比较 [J]．湖北中医杂志，2002，24（3）：48-49.

[43] 龙绮群．桔梗野生品与家种品总皂苷含量的比较 [J]．中药材，1989，12（3）：39-40.

[44] 彭向东，高山林，朱丹妮．桔梗同源四倍体株系的鉴定和桔梗皂苷D含量的比较 [J]．药物生物技术，2004，11（6）：351-355.

[45] 何亚维，黄泉秀，李红阳，等．桔梗不同生长期及主要器官中皂苷和糖含量分析 [J]．南京中医学院学报，1992，8（1）：30-31.

[46] 魏建和，杨成民，陈士林，等．栽培桔梗及野生种质遗传多样性的RAPD分析 [J]．世界科学技术，2005，8（3）：37-41.

[47] 严一字，吴基日，孙丽娜．桔梗种质资源的RAPD分析 [J]．安徽农业科学，2006，34（16）：3908-3910.

[48] 刘金欣，潘敏，张改霞，等．基于ITS2序列的中药材桔梗种子DNA条形码鉴定 [J]．世界科学技术-中医药现代化，2016，18（2）：174-178.

[49] 吴京姬，吴基日，严一字，等．培养基组成对桔梗组织培养的影响 [J]．延边大学农学学报，2006，28（1）：18-23.

[50] 舒娈，高山林．桔梗的组织培养 [J]．植物资源与环境学报，2001，10（3）：63-64.

[51] 李玉芬，弭晓菊．桔梗愈伤组织诱导及植株再生研究 [J]．哈尔滨师范大学自然科学学报，1998，14（1）：81-83.

[52] 朱玉灵，吴涛，范泽民．桔梗外植体的离体培养和植株再生 [J]．安徽农业科学，2000，28（1）：93-94.

[53] 杨耀文，钱子刚，李保军，等．药用植物桔梗的组织培养初步研究 [J]．云南中医学院学报，2002，25（4）：9-10.

[54] 左艇．桔梗离体培养和快速繁殖方法研究［J］．河南中医学院学报，2009，23（5）：40–41.

[55] 张凤生，姜淼，李建红．桔梗的组织培养及快速繁殖［J］．北方园艺，2007，（1）：165.

[56] 李晶，李世承，李金祥．桔梗叶片、茎段的离体培养和植株再生［J］．植物生理学通讯，1993，29（2）：107.

[57] 向邓云．桔梗愈伤组织诱导及不定芽形成研究［J］．重庆师范学院学报（自然科学版），2001，18（2）：92–94.

[58] 陈庆亮，单成钢，朱彦威，等．桔梗不育系的组织培养和快速繁殖技术研究［J］．北方园艺，2010，（16）：142–144.

[59] 王文静，关颖，孙鑫，等．太空诱变桔梗的X射线荧光光谱的测定分析［J］．光谱学与光谱分析，2008，28（12）：2993–2995.

[60] 郭西华，关颖，杨腊虎，等．FTIR光谱法对太空诱变育种中药材桔梗的分析［J］．中国中药杂志，2008，33（16）：2005–2007.

[61] 关颖，郭西华，朱艳英，等．航天诱变对桔梗固有成分的影响［J］．药物分析杂志，2010（7）：1182–1184.

[62] 李今，邵锦震．药用植物桔梗的传粉效率与结实率研究［J］．湖南师范大学自然科学学报，2001，24（2）：73–75.

[63] 舒皖庆，武承英．桔梗及伪品长柱沙参根、石头花根的生药鉴别［J］．基层中药杂志，1997，11（1）：10–11.

[64] 李海鹰，张照荣，陈俊英，等．桔梗与伪品霞草根的理化鉴别［J］．中药材，1995，18（3）：130–131.

[65] 郑毅男，李向高，李树殿，等．白花桔梗活性成分研究——桔梗皂苷D的分离与鉴定［J］．中成药，1986，8（12）：26.

[66] 郑毅男，李向高，李树殿，等．白花桔梗活性成分的研究——远志酸与桔梗皂苷元的分离与鉴定［J］．中成药，1986，8（8）：38–39.

[67] 周季，李巧云，岳松健，等．白花桔梗总皂苷的药理作用［J］．四川生理科学杂志，1992（1）：13–15.

[68] 张树臣，杨晓静，候桂华，等．白花桔梗与紫花桔梗药理作用比较［J］．中成药，1984，6（2）：37.

[69] 薛均诚，严一字，朴锦，等．白花桔梗和紫花桔梗的种子性状比较［J］．安徽农业科学，2009，37（18）：8465–8466.

[70] 严一字，朴锦，薛均诚，等．白花桔梗和紫花桔梗种质资源地上部性状的比较［J］．北方园艺，2010（8）：20–22.

[71] 严一字，朴锦，金江山，等．白花桔梗和紫花桔梗根部性状比较研究［J］．江苏农业科学，

2010（2）：261–263.

[72] 于营，郭靖，王志清，等. 桔梗开花物候与生殖特征［J］. 吉林农业大学学报，2014，36（3）：294–299.

[73] 于营，郭靖，王志清，等. 白花桔梗与紫花桔梗传粉生物学特性比较研究［J］. 特产研究，2014（1）：38–43.

[74] 许传莲，杨腊虎，郑毅男，等. 应用RP–HPLC法测定不同产地中桔梗皂苷D［J］. 吉林农业大学学报，1999，21（4）：35–38.

[75] 严一字，李美善，何晓梅，等. 桔梗不同种质资源间总皂苷含量的差异［J］. 安徽农业科学，2008，36（8）：3250–3252.

[76] 郑毅男，贾继红. 白花桔梗与紫花桔梗中氨基酸成分的比较［J］. 中成药，1985，7（2）：24

[77] 朱丹妮，舒娈，郅慧等. HPLC–ELSD法测定桔梗中桔梗皂苷D的含量［J］. 植物资源与环境学报，2001，10（4）：11–13.

[78] 潘扬，彭国平，赵耕先，等. 比色法测定不同采集时期桔梗中总皂苷含量的研究［J］. 中国野生植物资源，1994，（3）：15–17.

[79] 杨壮，田景奎，张琳. 比色法测定桔梗中桔梗总皂苷的含量［J］. 中国现代应用药学，2008，25（1）：58–61.

[80] 石俊英，董其亭，巩丽丽，等. 不同产地桔梗中总皂苷成分与质量的相关性研究［J］. 山东中医药大学学报，2006，30（3）：247–250.

[81] 唐生永，陈晓平. 桔梗总黄酮的提取及纯化工艺研究［J］. 农产品加工（学刊），2010（3）：20–22.

[82] 丁长江，卫永第，安占元，等. 桔梗中挥发油化学成分分析［J］. 白求恩医科大学学报，1996，22（5）：471–473.

[83] 黄泉秀，何亚维，赵耕先，等. 桔梗中糖类化合物测定方法的研究［J］. 中药材，1990，13（1）：32–33.

[84] 李喜凤，郝哲，刘素梅，等. 不同采收期桔梗HPLC指纹图谱比较研究［J］. 中成药，2010，32（3）：353–356.

[85] 李文庭，祝明，马临科，等. 桔梗的HPLC–ELSD指纹图谱研究［J］. 中国实验方剂学杂志，2011，17（22）：50–53.

[86] 葛鼎，王举涛，桂双英，等. 基于中药指纹图谱不同采收年限桔梗成分比较研究［J］. 时珍国医国药，2017，28（1）：217–219.

[87] 石俊英，巩丽丽，张会敏. 不同产地桔梗的聚丙烯酰胺凝胶电泳指纹图谱鉴别研究［J］. 中国药学杂志，2007，42（19）：1462–1464.

[88] AKIYAMA T，IITAKA Y，TANAKA O. Structure of platicodigenin，A Sapogenin of Platycodon g

randiflorum A. DE Candolle［J］. Tetrahedron Letter，1968，9（53）：5577-5580.

［89］TADA A，KANEIWA Y，SBOJI J，et al. Studies on thc saponins of the roots of platycodon grandiflorum A. DE Candolle. I. Isolation and the structure of platycodin-D［J］. Chemical&Pharmaceutical Bulletin，1975，23（11）：2965-2972.

［90］WANG C H，GEORGIA B，SCHULLER L，et al. Platycodin Dand D3isolated from the root of platycodon grandiflorum modulate the production of nitric oxide and secretion of TNF-α in activated RAW264. 7cells［J］. International Immunopharmacology，2004，（4）：1039-1049.

［91］KONISHI T，RADA A，SHOJI J，et al. The structures of platycodin Aand C，monoacetylated saponins of the roots of platycodon grandiflorum A. DC.［J］. Chemical&Pharmaceutical Bulletin，1978，26（2）：668-670.

［92］ISHII H，TORI K，TOZYO T，et al. Structures of platycodin-D3，platyconic acid-A，and their derivatives，saponins isolated from roots of platycodon grandiflorum A. DE Candolle. determined by carbon-13NMR spectroscopy［J］. Chemistry letters，1978，（7）：719-722.

［93］ISHII H，TORI K，TOZYO T，et al. Structures of polygalacin-D and-D2，platycodin-D and D2and their monacetates，saponins isolated from platycodon grandiflorum A. DC. determined by carbon-13nuclear magnetic resonance spectroscopy［J］. Chemical&Pharmaceutical Bulletin，1978，26（2）：674-677.

［94］NIKAIDO T，KOIKE K，MITSUNAGA K，et al. Two new triterpenoid saponins from platycodon grandiflorum［J］. Chemical&Pharmaceutical Bulletin，1999，47（6）：903-904.

［95］HE Z D，QIAO C F，HAN Q B，et al. New triterpenoid saponins from the roots of platycodon grandiflorum［J］. Tetrahedron，2005，61（8）：2211-2215.

［96］AKIYAMA T，TANAKA O，SHIBATA S. Chemical studies on the oriental plant drugs.XXXII. Sapogenins from the roots of platycodon grandiflorum A. DE candolle.（3）. The structure of aprosapogenin，3-*O*-β-Glucosylplatycodigenin［J］. Chemical&Pharmaceutical Bulletin，1972，20（9）：1957-1961.

［97］KUBOTA T，KITATANI H，HINOH H. Structure of platycogenic acids A，B and C，further triterpenoid constituents of platycodon grandiflorum［J］. Journal of the Chemical Society，Dalton Transactions，1969，22（22）：1313-1314.

［98］NIKAIDO T，KOIKE K，MITSUNAGA K，et al. Triterpenoid saponins from root of platycodon grandiflorum［J］. Natural Medicines，1998，52（1）：54-59.

［99］徐宝军，郑毅男. 桔梗总皂苷制备工艺研究［J］. 大连大学学报，2000，21（2）：77-79.

［100］孙印石，王建华，董其亭，等. 桔梗中桔梗总皂苷和桔梗皂苷D的超声波提取工艺［J］. 食品与发酵工业，2008，34（10）：178-181.

[101] 徐丽萍，李笑梅，王鑫．响应曲面法优化桔梗皂苷提取工艺［J］．食品科学，2010，31（12）：49–52．

[102] 王梓，李伟，李月茹，等．大孔吸附树脂纯化桔梗皂苷的研究［J］．中草药，2011，42（9）：1743–1746．

[103] 付文卫，窦德强，裴月湖．桔梗的化学成分和生物活性研究进展［J］．沈阳药科大学学报，2006，23（3）：184–191．

[104] 盛桂华，周泉城．超临界CO2萃取桔梗多糖研究［J］．食品研究与开发，2008，29（2）：26–29．

[105] 张莲姬，南昌希，张丽霞．桔梗多糖的提取及其抗氧化作用研究［J］．食品与机械，2008，24（3）：60–63．

[106] 李妍，魏建和，许旭东，等．苯酚–硫酸法定量测定桔梗多糖的研究［J］．时珍国医国药，2009，20（1）：5–7．

[107] LEE J Y，Y J W，KIM C T，et al. Antioxidant activity ofphenylpropanoid esters isolated andidentified from Platycodon grandiflorum A. DC.［J］. Phytochemistry，2004,65（9）：3033–3039.

[108] MAZOL I，GLENSK M，C W. Polyphenolic compounds from Platycodon grandiflorum A. DC［J］. Acta poloniae pharmaceutica，2006，61（3）：203–208.

[109] JUN C A，BAIK H，HIROMI T，et al. Polyacetylenes in hairy roots of platycodon［J］. Phytochemistry，1996，42（1）：69.

[110] 赵淑春．桔梗等3种植物营养成分的测定［J］．食品科学，1994，15（4）：47．

[111] 金欣，陈勤．桔梗的药理作用研究新进展［J］．现代中药研究与实践，2015，29（2）：79–82．

[112] 梁仲远．桔梗水提液的镇咳、祛痰作用研究［J］．中国药房，2011，22（35）：3291–3292．

[113] 黄彦德，徐冬梅．《千金》苇茎汤合桔梗汤治疗感冒后久咳106例观察［J］．河南中医药学刊，2001，16（6）：28．

[114] 于维颖，祝红杰．桔梗治疗支气管哮喘的药理机制研究［J］．中医药学报，2012，40（3）：38–40．

[115] 隋美娇，姚琳，隋文霞，等．桔梗总皂苷对肺炎支原体感染大鼠肺组织SP–A的影响［J］．中国实验方剂学杂志，2015，21（9）：156–159．

[116] 郑秀琴．桔梗汤治疗支气管扩张随机平行对照研究［J］．实用中医内科杂志，2014，28（2）：48–49．

[117] 刘兴国．桔梗散合漱口液治疗慢性咽炎56例［J］．医药论坛杂志，2005，26（12）：57．

[118] 代群，陈哲，葛宇清，等．桔梗皂苷D诱导人肺癌细胞A549的凋亡及机制［J］．中国中药杂志，2012，37（17）：2626–2629．

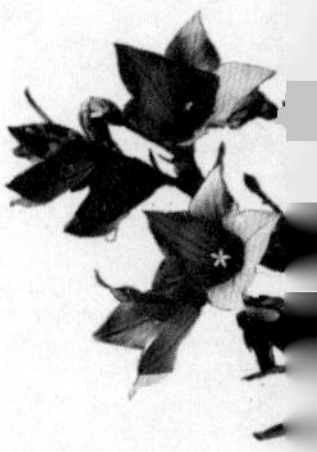

[119] 吴葆华，吕望．桔梗皂苷D抑制人结肠癌SW620细胞增殖及其机制的研究［J］．中国药学杂志，2013，48（5）：354-358．

[120] 李伟，齐云，王梓，等．桔梗皂苷体外抗肿瘤活性研究［J］．中药药理与临床，2009，25（2）：37-40．

[121] 栾海艳，张建华，赵晓莲，等．桔梗总皂苷对2型糖尿病肝病大鼠糖脂代谢影响的研究［J］．中成药，2013，35（6）：1307-1309．

[122] 高云芳，陈超，张海祥，等．桔梗总皂苷对大鼠高脂血症的影响［J］．中草药，2000，31（10）：764-765．

[123] XU B J，HAN L K，ZHENG Y N，et al. In vitro inhibitory effect of triterpenoidal saponins from Platycodi Radix on pancreatic lipase［J］. Archives of Pharmacal Research，2005，28（2）：180-185.

[124] 郑毅男，刘可越，徐宝军，等．桔梗抗肥胖试验机理研究［J］．吉林农业大学学报，2002，24（6）：42-46．

[125] 于婷，李晓东，金乾坤，等．桔梗提取物对小鼠的抗疲劳作用［J］．食品工业科技，2012，24（3）：394-402．

[126] 蔡鹰，余国祥．复方桔梗袋泡茶质量标准的研究［J］．中国实验方剂学杂志，2006，12（4）：16-18．

[127] 周涛．桔梗系列保健食品的开发［J］．农牧产品开发，2000（5）：22-23．

[128] 段杉，彭志英．桔梗系列食品的研制［J］．食品科技，2002（11）：28-29．

[129] LEE J Y，YOON J W，KIM C T，et al. Antioxidant activity of phenylpropanoid estersisolated and identified from Platycodon grandiflorum A. DC［J］. Phytochemistry，2004，65（22）：3033-3099.

[130] 于妮娜，孙响波，潘月丽．桔梗临床应用探源［J］．辽宁中医药大学学报，2016，16（3）：161-162．

[131] 蒋娜，苗明三．桔梗现代研究及应用特点分析［J］．中医学报，2015，30（2）：260-262．

[132] 田立岩，杨春霞，段军．中药桔梗治疗矽肺临床疗效观察［J］．中国职业医学，2007，34（4）：307．

[133] 张良．桔梗致不良反应1例［J］．山东中医杂志，2004，23（9）：570-570．

[134] 杨光礼．中药桔梗过敏一例报告［J］．中西医结合心脑血管病杂志，1996（4）：53．